MUSIC MEDICINE

1° Edizione, Dicembre 2017

©Copyright 2017 by Valentina Micheluzzi, Francesco Burrai

Editing e impaginazione by createspace

Distribuzione amazon

ISBN 978-1974657926

Riproduzione vietata ai sensi di legge
(art. 171 della legge 22 Aprile 1941, n.633)

Senza regolare autorizzazione,
è vietato riprodurre questo volume
anche parzialmente e con qualsiasi mezzo,
compresa la fotocopia, anche per uso interno
o didattico.

A Celine

La musica è il miglior mezzo per sopportare il tempo
(W.H.Auden)

La musica è una rivelazione più profonda di ogni saggezza e filosofia
(L.V. Beethoven)

La musica esprime ciò che non può essere detto e su cui è impossibile rimanere in silenzio
(V.Hugo)

Senza ricerca
Sono solo parole

Senza ricerca
Non c'è cura

INDICE

Introduzione, 8

Capitolo 1. Il paradigma olistico della Music Medicine, 11

Capitolo 2. Fondamenti di Music Medicine, 17

2.1. La musica, 17

2.2. Musicoterapia e Music Medicine, 20

2.2.1. La Music Medicine, 21

2.2.2. La musicoterapia, 22

2.2.3. Modelli di musicoterapia, 23

2.2.4. Modello comportamentista di C. Madsen, 25

2.2.5. Immaginazione guidata di H. Bonny, 25

2.2.6. Modello Nordoff-Robbins: musicoterapia creativa, 26

2.2.7. Modello Benenzon, 27

2.2.8. Musicoterapia analitica di Mary Priestley, 29

Capitolo 3. Fisica del suono, 30

3.1. Il suono e le sue caratteristiche, 30

3.2. Trasmissione del suono, 40

3.3. L'utilizzo del principio di risonanza per la guarigione, 42

Capitolo 4. Psicologia della musica, 45

4.1. L'esperienza prenatale, 46

4.2. Effetto della musica sulla salute della donna in gravidanza, 51

4.3. Pratica musicale e plasticità cerebrale, 56

4.4. Musica e linguaggio, 58

4.4.1. L'utilizzo della musica in bambini con dislessia, 61

4.5. Musica e memoria, 62

4.5.1. L'utilizzo della musica in persone anziane con malattia di Alzheimer, 64

4.6. Musica ed emozioni, 67

4.6.1. Effetti della musica sull'ansia, 69

Capitolo 5. Psiconeuroendocrinoimmunologia della musica, 80

5.1. Framework concettuale PNEI, 82

5.2. Percezione della musica, 84

5.3. Effetti cardiovascolari, 85

5.4. Effetti endocrini e neurochimici, 88

5.5. Effetti sul sistema immunitario, 91

5.6. Effetti cognitivi, 92

5.7. Effetti sul sonno, 94

Capitolo 6. Music Medicine in area critica, 98

Capitolo 7. Applicazione della Live music medicine, 105

7.1. RCT sugli effetti della musica live con sax su parametri fisiologici, sul livello del dolore, dell'umore in pazienti con cancro, 106

7.2. RCT sugli effetti della musica live con sax su parametri fisiologici, sul livello del dolore, dell'umore in pazienti sottoposti ad emodialisi, 113

7.3 Effetti del canto nei pazienti sottoposti a dialisi: protocollo sperimentale, 123

7.4 Effetti della musica nei pazienti ortopedici post operati: protocollo sperimentale, 138

Capitolo 8. La musica come arte, 153

8.1. Arte ed esistenza, 154

8.2 L'arte che cura, 158

Conclusioni, 161

Bibliografia, 163

Autori, 190

INTRODUZIONE

Da secoli l'uomo riconosce l'efficacia terapeutica della musica e del suono a livello della psiche e del corpo.

La musica e il suono portano con se informazioni ataviche, ancestrali, inconsce.

Secondo alcuni modelli teorici e sperimentali, alcune forme di energia sonora sono memorizzate a livello genico, e le onde sonore possono avere effetti epigenetici e plastici a livello cerebrale.

L'utilizzo dell'elemento sonoro-musicale all'interno dell'assistenza è giustificato da numerose evidenze scientifiche EBM ed EBN, che ne consigliano la sua introduzione nella prassi assistenziale quotidiana, nell'ottica della evidence best clinical practice e dello sviluppo di un' assistenza sanitaria e sociale di tipo olistico e umanizzante.

A livello mondiale, l'utilizzo del suono e della musica nell'assistenza, rappresenta uno degli interventi maggiormente utilizzati, e rappresenta un potente strumento con valenza preventiva, curativa, riabilitativa e palliativa.

La musica e il suono rappresentano un efficace strumento di comunicazione non verbale, con l'obiettivo di migliorare diversi outcomes, tra i quali la qualità di vita del paziente, il benessere, di indurre stati di rilassamento, di ridurre il dolore, l'ansia, lo stress, l'insonnia, facilitare il recupero della coscienza, la sintonizzazione affettiva con il mondo interiore, ridurre gli effetti collaterali dei farmaci.

La musica e il suono permettono l'attivazione di potenti risorse interiori consce ed inconsce, che influenzano i meccanismi di regolazione e di omeostasi dell'asse psico-neuro-endocrino-immunologico, migliorando il benessere, la qualità di vita e la salute della persona.

Gli interventi sonoro-musicali si integrano perfettamente con l'assistenza e con la vita quotidiana delle persone, creando sinergia e stimolando ulteriori processi di self care.

L'elemento sonoro-musicale può essere applicato ad ogni età e in ogni condizione di salute o malattia in cui può trovarsi una persona.

Può essere applicata anche al personale sanitario per migliorare le performance professionali e la qualità di vita.

La music medicine è una disciplina evidence based, che utilizza la musica e il suono all'interno di un contesto sanitario. Si avvale di linee guida, protocolli e procedure ed è in continuo aggiornamento attraverso le nuove evidenze provenienti dalla letteratura scientifica, in particolare dalla meta analisi e da studi randomizzati controllati (RCT).

La music medicine può e deve essere applicata solo da personale sanitario e psicologico dopo specifica formazione. Si differenzia dalla musicoterapia, perché quest'ultima è praticata da musicoterapeuti, anche non appartenenti al settore sanitario-psicologico.

Questo libro ha un carattere multidisciplinare, interdisciplinare, e multi professionale ed ha lo scopo di fornire una preparazione scientifica sulla music medicine, affrontando gli argomenti fondamentali per comprendere questa disciplina.

CAPITOLO 1
IL PARADIGMA OLISTICO DELLA MUSIC MEDICINE

Il termine olismo deriva dalla parola greca ὅλος holos, che significa totalità, e costituisce la base semantica del termine moderno olismo.

Nel paradigma olistico le proprietà di un sistema non possono essere derivate solo attraverso la conoscenza delle singole componenti in quanto, in base alla teoria dei sistemi, il tutto possiede un significato maggiore e diverso dalla semplice somma delle parti (Von Bertalanffy L, 1972).

Applicato all'essere umano, la comprensione fenomenologica, epistemologica e funzionale dell'uomo è legata alla condizione di integrazione e inter correlazione delle parti. Queste parti sono formate da componenti biologiche, componenti psichiche, componenti spirituali, componenti culturali, componenti sociali connesse con l'ambiente, in una interconnessione inscindibile tra loro. Le diverse componenti hanno caratteristiche circolari, dinamiche con feedback tra le informazioni (Lazlo E, 1968), dove ogni cambiamento in uno di questi livelli influenza simultaneamente e istantaneamente tutte le altre parti che compongono il sistema uomo-ambiente.

L'assistenza olistica, si basa sulla conoscenza e sulla consapevolezza che l'essere umano è un'interconnessione di corpo, mente, spirito, ed energia, in cui le componenti sociale, culturale, relazionale, e ambientale giocano ruoli importanti nel mantenimento della salute e del benessere individuale. Per tale ragione, l'azione assistenziale olistica è indirizzata verso l'individuazione delle risorse e del potenziale terapeutico e rigenerante del sistema mente-corpo.

La salute non è definita da un'assenza di malattia, dualità tipica del modello biomedico, ma da una qualità di condizione intesa come integrazione ed equilibrio del sistema individuale interconnesso con l'ambiente.

Ogni persona è un sistema unico, diverso da ogni altro individuo, perché la complessità individuale e la sua continua trasformazione nello spazio e nel tempo non permetteranno mai di identificare individui con le medesime caratteristiche, ed ogni soggetto ha percezioni peculiari del mondo interiore ed esteriore, percezione che muta nel suo divenire esistenziale. Così anche ogni persona possiede capacità, risorse, energie innate e uniche che conducono al miglioramento della sua condizione, fino alla possibile guarigione.

Un sanitario o psicologo che ha un'assistenza olistica aiuta la persona a identificarle, indirizzarle, potenziarle e soprattutto ad usarle.

Storicamente e per sua natura l'assistenza è olistica, ma le condizioni organizzative e culturali hanno modificato questa natura, a favore di un' assistenza legata non più alla visione dell'uomo in senso globale, ma ad una visione riduzionistica, dove il focus è solamente il corpo malato che ha bisogno di essere "assistito" in una sua parte specifica, e di conseguenza di un'assistenza specializzata all'organo, non alla persona. Allora l'essere umano diventa una macchina-corpo che necessaria di riparazioni, e la malattia e la disabilità sono considerate come entità oggettive, separabili, misurabili e modificabili che non possono essere influenzate da pensieri ed emozioni. Questa visione biomedica dell'assistenza spersonalizza l'individuo e lo svalorizza perché in tale approccio non ha importanza " clinica" ciò che la persona percepisce, intuisce e 'sente' della sua condizione esistenziale.

Nell'era contemporanea, dove le persone possiedono un più alto livello culturale, quando accedono al mondo sanitario chiedono di non subire più quel processo disumanizzante in cui la loro esperienza di sofferenza o di malattia viene ridotta alla sola identificazione tecnica di un segno, di un sintomo, di un dato biochimico o di un organo malato.

Quando si verifica nell'assistenza una svalorizzazione della persona si incorre spesso in pregiudizi e conflitti con il mondo dei sanitari. Ed ecco che si verifica l'incremento delle controversie giudiziarie, l'incremento progressivo delle polizze assicurative tra i sanitari e la medicina difensiva.

La società di oggi accetta sempre meno di subire un intervento sanitario in cui non è contemplato la considerazione della persona come essere umano globale, e in tale nuovo contesto culturale e sociale, appare strategico offrire alla popolazione un'assistenza olistica, dunque non più caratterizzata solo da attività tecniche e farmacologiche, ma anche da interventi non farmacologici, di humanities, che possano rispondere ai nuovi bisogni dell'utenza di oggi.

Anche moltissimi sanitari sentono l'esigenza di un'assistenza diversa, dove i fenomeni di stanchezza, demotivazione, burn out, turn over sono legati sia a componenti organizzative, ma anche all'esigenza di avere nuovi strumenti da poter offrire ai pazienti.

L'introduzione sistematica delle competenze olistiche nell'assistenza, stimola una nuova apertura culturale, organizzativa, scientifica ed assistenziale con notevoli ricadute nel mondo della sanità e nella società contemporanea.

Dal punto di vista scientifico, l'assistenza olistica si basa sulle teorie, sulla ricerca quantitativa, qualitativa e mixed -method, sulle evidence based nursing e su prove di efficacia.

La ricerca di tipo olistico permette lo sviluppo continuo della conoscenza, delle teorie e della filosofia olistica, con particolare riguardo agli interventi. Gli interventi olistici sono definiti come trattamenti non farmacologici, oppure come terapie complementari (Burrai F, 2014).

La ricerca internazionale sull'efficacia è molto sviluppata e di alto livello qualitativo nella produzione di best practice, di linee guida, protocolli.

La disseminazione delle evidenze scientifiche è attuata attraverso la pubblicazioni di articoli su numerose riviste scientifiche internazionali con impact factor.

Su tale base scientifica, l'assistenza olistica sviluppa e utilizza le risorse personali di intuizione, creatività, presenza e consapevolezza (Burrai F, 2013).

La coniugazione tra la parte scientifiche e quella intuitiva, creativa ed artistica è inserita in un processo di assistenza olistica, strutturata nelle classiche fasi di raccolta dati, diagnosi, identificazione degli obiettivi, pianificazione, attuazione e valutazione finale.

Il sanitario e lo psicologo olistico possiedono i valori etico-morali di unità, globalità, personalizzazione, umanizzazione, dignità, responsabilità e legalità, e mantengono una costante apertura mentale verso modelli, filosofie, paradigmi e approcci provenienti da altre culture, che portano a diverse e nuove definizioni di salute, sofferenza, malattia e guarigione, con lo scopo di inglobarle nel processo di assistenza, sviluppandone dunque l'elemento interculturale a favore della personalizzazione dell'assistenza allo scopo di essere dalla parte della persona, ovvero "dall'altra parte" (Bonadonna G, 2006).

CAPITOLO 2
FONDAMENTI DI MUSIC MEDICINE

2.1. La musica

La musica è una forma di comunicazione, di linguaggio universale, un non verbale, e come tale ha il potenziale di esprimere emozioni, sensazioni, sentimenti.

La musica è legata ai ricordi, si associa ad immagini, si divincola dal tempo, ci porta a stretto contatto con l'anima delle persone e consente di esprimere sé stessi. È un modo di comunicare che è formato da simboli e caratteri che rimandano a dei significati.

Gli strumenti per decodificarla sono insiti in ognuno di noi, perché la musica fa parte della nostra vita da prima ancora che noi nascessimo, fin quando, nel grembo materno, cominciamo ad udire i primi suoni. Tutto parte quindi dal suono, primordiale, ancestrale.

La musica è associata a stimoli emotivi e sicuramente non è svincolata dal produrre effetti sul nostro corpo, di qualsiasi musica si tratti, perché ogni suono che viene prodotto e che noi ascoltiamo, o passivamente recepiamo, induce modifiche nel nostro corpo.

Ogni suono che udiamo può indurre modifiche positive o negative su di noi, e da qui si comprende l'immensa capacità della musica di determinare salute o nuocerne gravemente.

"La musica ha sempre accompagnato ogni profonda esperienza umana, dal lutto ai festeggiamenti" (Merriam A, 2000). All'interno della cultura religiosa di appartenenza ne riscontriamo quindi l'utilizzo perché "I popoli se ne sono serviti per esprimere quello che non avrebbero saputo comunicare a parole; ogni tipo di musica serve infatti a suscitare, esprimere e manifestare emozioni" (Merriam A, 2000).

Nei film, l'utilizzo più evidente degli effetti del suono e della musica sono i film horror dove le scene più tranquille vengono influenzate da musiche ritmate e cariche di suspense che inducono nel pubblico uno stato di attenzione e di imminente pericolo.

Nelle pubblicità, solitamente si associano musiche piacevoli, che ci risultano più equilibrate. Poi ancora il suono di un'ambulanza, il rumore di un elicottero e del traffico delle auto, i suoni della natura, sono tutto ciò che ci circonda e che ci dà una precisa sensazione fisica.

Questa è la **memoria uditiva**, presente nella nostra corteccia cerebrale, che funziona analogamente a quella delle immagini. Il nostro cervello immagazzina infatti alcuni dei suoni più comuni che fanno parte delle nostre giornate, e che quindi ci permette di riconoscere subito.

Non è possibile chiudere la porta d'ingresso dei suoni nell'uomo, poiché essa si manifesta, se non sotto forma di suono udito, sotto forma di vibrazione percepita con una parte del corpo, ad esempio come la risonanza all'interno dello stomaco o di un'altra cavità corporea (come vedremo nel capitolo 3).

Anche quando dormiamo il nostro cervello recepisce tutto, ma non tutti i suoni sono ritenuti importanti. Ci sono sistemi di allerta capaci di attivare il sistema nervoso.

Ad esempio una mamma che dorme viene subito svegliata dal pianto del suo bambino. A volte invece siamo investiti da suoni di cui non riusciamo a liberarci, come il frastuono del traffico, certe musiche intensificate, il nostro cervello tende a dimenticarle, ma l'apparato uditivo non può ignorarle e a volte va incontro a stress.

Non occorre però sentire per ascoltare: ci sono molti musicisti sordi che possono sentire le vibrazioni prodotte dal suono attraverso varie parti del corpo, come le mani, le ossa.

Una famosa percussionista scozzese Evelyn Glennie suona come solista con orchestre sinfoniche in tutto il mondo e attraverso le vibrazioni sul volto e sui piedi accorda i timpani (quando suona, di solito è a piedi nudi per «sentire» la musica attraverso le vibrazioni del palcoscenico di legno).

Alcuni scienziati di Glasgow esaminarono la musicista e scoprirono che il suo cervello reagiva in risposta alla musica e non al linguaggio (Don Campbell, 1997).

Anche se non possiamo chiudere l'ingresso ai suoni, abbiamo la capacità di discriminarli, ovvero ci possiamo concentrare su una singola voce, o suono, in mezzo a tante stimolazioni uditive.

Siamo anche in grado di cancellare ciò che non ci interessa.

2.2. Musicoterapia e music medicine

La letteratura scientifica internazionale propone due terminologie specifiche per identificare due livelli di interventi legati al suono e alla musica: **music medicine e musicoterapia**.

La distinzione è legata soprattutto al livello di competenze tra chi applica la music medicine e chi applica la musicoterapia.

In Italia tutt'ora non esiste una normativa che disciplina la figura del musicoterapeuta, tuttavia esistono scuole triennali che seguono protocolli formativi condivisi.

Chi applica la music medicine è un sanitario o psicologo o psicoterapeuta formato in specifici percorsi formativi ecm o post laurea a livello di Master.

I master devono essere caratterizzati da una didattica fortemente sperimentale ed esperienziale, ma che contemporaneamente garantiscano una solida base teorica.

2.2.1. La music medicine

La music medicine è l'insieme degli interventi che utilizzano il suono e la musica a scopo terapeutico ed è praticata da sanitari o psicologi che possiedono competenze acquisite nella formazione continua o post-laurea.

Questo tipo di intervento non presenta la complessità della musicoterapia, che si basa soprattutto su un piano relazionale ed emotivo costante e strutturato.

La music medicine utilizza interventi evidence based, di facile utilizzo, rapidi, misurabili con forti aspetti di self care.

La music medicine può essere di tipo attivo, passivo o live. In questo testo affronteremo in dettaglio le varie modalità di utilizzo della music medicine.

2.2.2. La musicoterapia

La musicoterapia è stata definita come "un processo sistematico di intervento all'interno del quale il terapista aiuta il cliente a promuovere la salute, utilizzando esperienze musicali e la relazione che si sviluppa attraverso terapista e cliente come forze dinamiche di cambiamento" (Merriam A, 2000).

Essa è l'applicazione sistematica della musica, una modalità terapeutica che è in grado di interrompere una risposta fisiologica di stress, e che aiuta nel trattamento degli aspetti psicologici e fisiologici di una malattia o di una disabilità (Hanser SB, 2005).

La parola musicoterapia contiene in sé quindi due aspetti, il concetto di musica e il concetto di terapia. In pratica il suo significato concepisce di utilizzare le potenzialità della musica e più in generale del suono nel campo della cura, cioè quindi di sfruttare il suono e la musica come terapia (Merriam A, 2000).

«Terapia significa insieme di mezzi e modalità per combattere le malattie» (Devoto G, 1967) ed è quindi il cambiamento che porta ad uno stato di maggior benessere della persona. La musica provoca dei cambiamenti, sia a livello fisico, sia a livello emotivo (Merriam A, 2000).

I terapisti usano specifici suoni o melodie o qualità inerenti ai suoni che sono prodotti nelle sessioni per ottenere gli scopi prefissati della terapia individuale (Nickel AK et al., 2005).

2.2.3. Modelli di musicoterapia

La musicoterapia si divide in due gruppi principali: la musicoterapia attiva e la musicoterapia passiva.

Nella **musicoterapia attiva**, musicoterapeuta e paziente interagiscono insieme e i partecipanti sono coinvolti attivamente nel creare musica, attraverso strumenti musicali, oggetti o utilizzando la propria voce (Ezzu A et al., 2006).

In genere le tecniche sono quelle legate all'improvvisazione. Nelle sedute si valutano anche altri canali di comunicazione che entrano in gioco come l'espressione non-verbale, profondamente legata al corpo ed al movimento.

L'evoluzione della relazione tra musicoterapeuta e pazienti avviene attraverso il canale non verbale, in uno scambio continuo di suoni, espressioni, movimenti carichi di valenze affettive.

La **musicoterapia passiva**, detta anche recettiva, si basa invece sull'ascolto dal vivo o preregistrato di musica scelta in base alle preferenze dei partecipanti o che è stata selezionata del terapista sulla base delle necessità e degli scopi che si intendono raggiungere (Peng SM et al., 2010). In questo contesto il rapporto tra musicoterapeuta e paziente può variare da una completa passività, come nei casi di persone in coma per cui comunque la passività non è mai totale, ad attività che si manifestano come appunto la scelta dei brani, l'elaborazione di essi e la discussione sui vissuti percepiti dalle persone e sulle immagini evocate.

Entrambe le forme possono essere condotte come attività di gruppo, con lo scopo di migliorare la comunicazione e l'attività sociale (Peng SM et al., 2010).

Facendo riferimento ai modelli di musicoterapia attuali, si colgono analogie tra musicoterapia e psicoterapia; essi infatti poggiano le basi sul modello psicodinamico.

Il modello psicodinamico ha messo in luce le caratteristiche regressive e proiettive della musicoterapia che rispettivamente inducono al riavvicinamento ad esperienze fetali o comunque molto primitive e alla funzione catartica e riorganizzatrice della musica.

Con il IX Congresso Mondiale di Musicoterapia, svoltosi a Washington nel novembre 1999, si riconoscono attualmente cinque modelli di musicoterapia, di cui i primi due di tipo recettivo, gli altri tre di tipo attivo che analizziamo di seguito.

2.2.4. Modello comportamentista di C. Madsen

Questo modello fonda le proprie basi sulle teorie comportamentiste sviluppate dall'americano Watson, secondo il quale lo scopo della psicologia è legato alla previsione ed al controllo del comportamento dell'essere umano (Ezzu A et al., 2006).

A partire da queste basi teorie nasce una corrente della musicoterapia, detta appunto comportamentista, che utilizza la musica per modificare il comportamento dei pazienti.

Il modello utilizza tecniche di rinforzo, sensibilizzazione, desensibilizzazione, condizionamento, rilassamento, e concepisce la musica come stimolo condizionato, elemento di strutturazione del tempo e di focalizzazione dell'attenzione, o come rinforzo finalizzato a modificare alcuni comportamenti considerati negativi, come ad esempio correggere stereotipi che impediscono l'apprendimento.

2.2.5. Immaginazione guidata di H. Bonny

Questo modello si basa su un metodo definito «Guided affective Imagery» proposto da H. Leuner che prevede di indurre nel paziente uno stato di rilassamento, incoraggiandolo ad immaginare, partendo da uno stimolo generale offerto dal terapeuta per poi manipolare le immagini in un processo che progredisce autonomamente in una direzione.

Da queste influenze Helen Bonny ha sviluppato un modello di intervento musicoterapeutico utilizzando le potenzialità della musica come fondamento per evocare le immagini e come strumento di osservazione della persona e delle sue dinamiche interiori (Ezzu A et al., 2006).

Bonny infatti ritiene la musica capace di entrare a fondo nella coscienza della persona per modificare una condizione fisica, emozionale, intellettuale e spirituale.

2.2.6. Modello Nordoff-Robbins: musicoterapia creativa

Da un'esperienza maturata applicando tecniche di musicoterapia attiva su bambini con grave handicap, Nordoff e Robbins hanno sviluppato un modello chiamato Musicoterapia creativa.

Gli autori partono dal presupposto che una disfunzione organica del paziente provoca un arresto dello sviluppo e tramite il lavoro creativo si può aiutare a superare il blocco e a riavviare lo sviluppo.

Essi affermano infatti che in ogni individuo siano insite delle potenzialità, delle risorse interne che possono emergere tramite l'intervento musicoterapico e che aiutano nella strutturazione di un concetto di sé, nel mettere in relazione la propria espressione con quella di un'altra persona e sviluppare proprie capacità cognitive, espressive e recettive (Ezzu A et al., 2006).

2.2.7. Modello Benenzon

«La musicoterapia è una psicoterapia non-verbale, che utilizza le espressioni corpo-sonoro-non verbali per lo sviluppo di una relazione tra il musicoterapeuta e coloro che necessitano di un appoggio per l'integrazione nella società e per migliorare la qualità della vita.

Ha come obiettivo quello di produrre scambi sociali, culturali ed educativi nell'ecosistema e contribuire alla prevenzione primaria della salute comunitaria» (Benenzon RO, 2004).

Questa è stata l'ultima definizione di musicoterapia, data da Rolando Benenzon nel 2004.

Il suo modello si basa sull'elaborazione del concetto di ISO, ossia identità sonora, che significa «uguale» e che è definito come «insieme infinito di energie sonore acustiche e di movimento che appartengono ad un individuo e lo caratterizzano» (Benenzon RO, 1997).

In pratica ogni essere umano ha un'identità sonora, ossia un suono o un insieme di suoni e fenomeni sonori interni che lo individuano e differenziano dagli altri. L'ISO è formato quindi dal complesso di tutte le nostre esperienze sonore trasmesse sia attraverso i cromosomi, sia durante i mesi di gestazione, durante il parto e nel corso dello sviluppo sociale e culturale. Benenzon riconosce sulla base dei precedenti elementi un ISO particolare, chiamato ISO gestaltico, l'ISO cioè che è presente nell'inconscio ed è in costante movimento.

L'ISO universale è invece caratterizzato da energie che sono fenomeni sonori comuni a tutti gli esseri umani: il battito cardiaco, il suono del respiro, dell'acqua e alcuni fenomeni sonoro-musicali che nei secoli diventano universali, come ad esempio le ninna-nanne.

Ci sono poi l'ISO culturale che raccoglie tutte le esperienze culturali dal parto in poi, includendo quindi i primi suoni della sala parto, l'ISO gruppale che somma le energie di un gruppo formato da più persone, l'ISO ambientale che è l'insieme delle energie sonore che sono proprie dell'ambiente in cui ci troviamo a vivere e infine l'ISO complementare, che appare e scompare quotidianamente in relazione allo stato d'animo e ai contatti che si stabiliscono con gli altri.

2.2.8 Musicoterapia analitica di Mary Priestley

Negli anni '70 Mary Priestley, con l'aiuto di due suoi colleghi, elaborò un modello che fonda le proprie radici nella psicoterapia analitica di stampo Junghiano.

Il modello concepisce «le parole ed i simboli musicali durante l'improvvisazione per esplorare la vita interiore del cliente e facilitare la crescita evolutiva» (Priestley M, 1975).

Il ruolo del musicoterapeuta è quello di fornire una base su cui il paziente può esplorare nuovi modi di essere, di sviluppare le relazioni e di affrontare le situazioni.

La musica è quindi utilizzata come elemento catartico, attraverso il quale il paziente scarica le tensioni psichiche che sono scaturite da aspetti conflittuali interni.

CAPITOLO 3

FISICA DEL SUONO

3.1. Il suono e le sue caratteristiche

Il suono è l'effetto sensibile all'orecchio delle vibrazioni di un corpo elastico che si trasmettono al mezzo che lo circonda sotto forma di variazioni di pressione: le onde sonore.

Il suono può essere prodotto se si dispone di un materiale elastico, una forza energetica che lo metta in moto e un mezzo attraverso il quale possa trasmettersi (Fulgoni M, 2002).

Per meglio capire queste definizioni proviamo a pensare ad un elastico teso e fissato ai due lati. Quando sollecitiamo l'elastico come fosse una corda di una chitarra questo produce un suono. L'elastico è il materiale elastico che, grazie alla forza energetica del nostro dito e all'aria che funge da mezzo, produce il suono.

Quando l'elastico viene pizzicato non si arresta nel punto di quiete ma continua il suo moto iniziando il secondo ciclo riducendo il suo arco ogni volta di più, finché la quantità di moto della forza impressa da noi è vinta dalla tensione e dalla frizione con le molecole dell'aria (McClellan, 1993).

Il tempo impiegato dall'elastico per compiere un ciclo, ossia per andare da un estremità all'altra e per ritornare al punto di partenza o punto di riposo, si chiama velocità naturale di vibrazione o periodicità.

Il tempo necessario all'elastico per compiere un ciclo dipende dalla distanza di esso dal punto focale mentre l'ampiezza dell'arco dipende dalla quantità di forza che ci abbiamo messo. Più forza ci mettiamo, più lontano andrà il nostro elastico e più lento sarà il suo ciclo e quindi la sua ampiezza. Pizzicando l'elastico con più forza non si ottiene maggiore velocità di oscillazione ma una maggiore lunghezza dell'arco determinando un intensità sonora più forte.

La velocità di vibrazione detta anche frequenza è determinata da tre elementi:

1. La lunghezza: più lunga è la corda, più lenta è la sua vibrazione e maggiore è la durata del suono.

2. La massa: più grossa è la corda, più lenta è la sua vibrazione

3. La tensione: maggiore è la sua tensione, più veloce è la vibrazione e minore la sua durata

Prendendo ancora in esame il nostro elastico: un elastico lungo, grosso e poco teso vibrerà più lentamente di un elastico corto, sottile e moto teso. (McClellan, 1993). In musica un classico materiale elastico che produce una determinata frequenza (440 Hz), è il diapason.

I parametri fondamentali del suono sono: l'altezza, l'ampiezza, il timbro e la durata.

L'**altezza** del suono è il termine con cui si esprime la frequenza di un suono attraverso i livelli di acutezza ed è espressa in hertz .
Un hertz corrisponde a un ciclo dell'onda al secondo. Ad esempio: se la frequenza è di 440 hertz, significa che la corda compie 440 cicli completi al secondo. Il tono di riferimento in musica è il LA centrale del pianoforte che ha 440hertz.
L'altezza dipende soprattutto dalla frequenza ma è influenzata anche dal timbro e dall'intensità del suono.
Un suono in cui non sia distinguibile una frequenza fondamentale viene definito **rumore**.
Noi siamo in grado di avvertire la perturbazione solo se l'onda acustica ha una frequenza compresa tra 20 e 20000 Hz.
Al di sotto dei 20 Hz ci sono gli **infrasuoni** che sono onde sonore non percepibili dal nostro orecchio ma che molti animali come gli elefanti e le balene e anche alcuni fenomeni naturali come i tuoni e i terremoti generano.

Gli infrasuoni infatti vengono utilizzati per monitorare i terremoti attraverso i sismografi.

Gli infrasuoni riescono a percorrere grandi distanze grazie alla loro poca dissipazione nel mezzo.

Anche il nostro corpo produce suoni a bassa frequenza; tra questi ci sono i muscoli quando si contraggono che raggiungono suoni di 25 Hz, il cuore che emette infrasuoni attorno ai 20 Hz e le stesse orecchie che producono suoni continui a basse frequenze, cioè le emissioni otoacustiche spontanee, segnali acustici provenienti dalla coclea che manifestano l'attività delle cellule ciliate esterne (Frova, 1999).

Al di sopra dei 20000 Hz si trovano gli **ultrasuoni** che, come ci suggerisce il nome stesso, sono al di là del suono.

Alcuni animali come i cani, i delfini, le balene e i pipistrelli riescono a udire queste frequenze e, nel caso di delfini e balene, anche a comunicare con esse.

In campo medico gli ultrasuoni vengono utilizzati per fare le ecografie.

Nel linguaggio musicale, l'altezza è la distanza verticale tra due note, che ovviamente rappresentano due frequenze diversE.

L'**ampiezza**, direttamente proporzionale all'intensità del suono, indica la quantità di energia impiegata per generare un suono (Figura 6).

Dipende soprattutto dalla pressione acustica generata dalle vibrazioni della sorgente sonora, ma è influenzata anche dall'altezza e dal timbro. L'ampiezza si misura in decibel su scala da 0 (silenzio) a 120 (massimo).

Un suono udito a 120 decibel provocherebbe dolore fisico.

Il **volume** è il termine musicale che definisce l'ampiezza.

Il **timbro** di un suono è legato alla forma complessiva dell'onda sonora e consente di distinguere il suono di un violino da quello di un pianoforte che suonano la stessa nota.

Dipende dalla composizione spettrale del suono ma è influenzato anche dall'intensità e dall'altezza del suono.
In musica, un esempio significativo della presenza contemporanea di timbri diversi è l'orchestra.

La **durata** è relativa al prolungarsi del suono nel tempo.
In musica, la durata è indicata da una variabilità grafica nel disegno delle note.

Nel linguaggio musicale, la durata è collegata al concetto di **tempo**.
Il tempo indica con quale velocità le note durano nel tempo.

Questa velocità è misurata battiti al minuto (BPM).

Graficamente il valore bpm è indicato all'inizio della partitura a fianco alla nota scelta dal compositore come unità di durata per ogni battito.

Esempio: se una composizione ha un'indicazione di 4/4 e BPM= 120, significa che ogni battuta è determinata nel tempo da 4 battiti, da ¼, in cui ogni ¼ dura 120 BPM.

La scansione del tempo, in BPM è determinata dal metronomo.

La vibrazione si trasmette sotto forma di onda attraverso le molecole del **mezzo** ed assumono velocità diverse a seconda della densità del mezzo e dalla sua temperatura.

Nei mezzi densi e rigidi le onde sono poco attenuate e viaggiano più velocemente rispetto che nell'aria. Mentre nell'acqua si ha una velocità superiore a quattro volte quella aerea, mentre nel vuoto non si ha trasmissione, né prende avvio alcuna onda acustica (Frova, 1999).

Nella sua propagazione il suono viene poi assorbito e trasformato in calore, perché esso trasporta un'energia meccanica che si attenua durante il percorso.

L'onda sonora nel tempo è rappresentata da una **curva sinusoide** con andamento periodico ossia che si può ripetere nello stesso modo ad intervalli uguali di tempo.

Da qui possiamo introdurre il concetto di **ritmo** che è il parametro che presiede alla durata del suono formando un linguaggio musicale (Mioli P, 2012). Il ritmo è la musica nel tempo ed è legato al succedersi di accenti forti, accenti deboli e alle pause.

Anche i suoni hanno ritmo poiché possono essere periodici: basta pensare alle pulsazioni cardiache che, in condizioni fisiologiche e a riposo, sono di 60-90 bpm .

Il ritmo, strettamente legato al concetto di tempo è dentro di noi ancor prima di nascere infatti «Il feto sente un'intera gamma di suoni principalmente a bassa frequenza. L'universo di suoni in cui l'embrione è immerso è sorprendentemente ricco di qualità sonora di ogni tipo: brontolii interni, il movimento del chilo durante la digestione e il ritmo galoppante del battito cardiaco. Percepisce il respiro ritmico come una specie di risacca lontana. E poi la voce della madre che spicca in questo contesto» spiega Alfred Tomatis in L'orecchio e la vita, 1992.

Forse è proprio grazie all'ascolto del ritmo nel grembo materno che gli antichi costruirono e utilizzarono i primi strumenti musicali a percussione e danzavano sul ritmo di essi. La stessa deambulazione ha come fondamento il ritmo.

Un suono al quale siamo molto legati è la **voce umana**: è la sorgete sonora più duttile e versatile e gli effetti sono molti sia nella parola che nel canto.

Cominciamo nel grembo materno ad udire la voce della madre ma anche delle altre persone, ci calmiamo dal pianto grazie alle ninna-nanne che ci vengono cantate e sperimentiamo nei mesi la nostra voce e il canto.

La voce umana è lo strumento con cui comunichiamo le nostre emozioni, le nostre idee ed esigenze. Per questi motivi è uno degli strumenti più utilizzati dalla music medicine.

La voce umana si genera a partire dai polmoni che fungono da mantici grazie ai quali l'aria viene spinta verso il tubo ristretto bronco-tracheale dove si determina una tensione che provoca la reazione delle corde vocali.

La reazione delle corde vocali si manifesta come vibrazioni la cui frequenza è correlata con la tensione delle corde stesse e con la pressione dell'aria. Le vibrazioni delle corde vocali però non bastano a generare suoni di sufficiente intensità: le cavità dell'organo vocale, provvedono ad amplificare mediante risonanze l'intensità del suono che dal più flebile sussurro può arrivare alle più grandi potenze canore.

Anche la voce umana, come tutte le sorgenti sonore, ha vibrazioni armoniche generate dalla frequenza fondamentale che si manifestano nelle vocali e nel canto.

Le consonanti invece non hanno un suono definito se non congiuntamente con una vocale. Per avere un'idea delle diverse frequenze che può avere la voce umana riporto la tessitura delle voci umane:

Soprano da 262 a 1046 Hz

Contralto da 175 a 784 Hz

Tenore da 116 a 523 Hz

Baritono da 98 a 415 Hz

Basso da 65 a 294

Il ritmo e la voce umana sono strumenti fondamentali per la music medicine e vedremo meglio come possono essere utilizzati e i loro effetti biologici, fisici e psicologici.

Un altro concetto fondamentale per approcciarsi alla music medicine è il concetto delle **frequenze armoniche** e dell'armonia.

Ogni volta che viene generato un suono ad una data frequenza vengono anche generati i suoni armonici che sono dei suoni che hanno frequenza multipla al suono generato.

Per esempio se generiamo un suono di 100 Hz stiamo generando contemporaneamente onde sonore di 200, 300, 400...Hz di ampiezza variabile. La quantità di armoniche presenti in un suono dipende da quale strumento genera il suono infatti in musica un flauto dolce emette suoni con pochissime armoniche mentre per esempio gli archi come i violini ne emettono tantissime.

Tante più armoniche sono presenti tanto più il suono risulterà complesso.

L'**armonia** è lo studio della sovrapposizione dei suoni. Dallo studio dell'armonia, iniziato verso la metà del '500 grazie alla trattatistica di G. Zarlino "Le istituzioni armoniche", è nato il concetto di scala naturale.

Sono stati studiati i suoni fondamentali della scala naturale e le loro frequenze armoniche.

Mettendo insieme i suoni fondamentali con le relative armoniche si producono **suoni consonanti** che risultano gradevoli all'orecchio; al contrario se si mettono insieme **suoni dissonanti** si crea un impressione di instabilità, di sgradevolezza, di tensione, tanto da richiedere una risoluzione.

I suoni consonanti sono utilizzati per formare le **tonalità musicali**. Queste si classificano in maggiori o minori a seconda dei suoni utilizzati. I diversi tipi di tonalità sviluppano in noi, nel caso di tonalità maggiori, emozioni di felicità, allegria, spensieratezza; mentre nel caso delle tonalità minori sentimenti di tristezza, malinconia.

L'utilizzo di determinati suoni in combinazione produce all'ascoltatore delle sensazioni ed emozioni particolari dipendenti dal tipo di suoni scelti: per questo è importante, prima di approcciarsi alla music medicine capirne le caratteristiche fondamentali.

3.2. Trasmissione del suono

Una classica esperienza di fisica dimostra più di molte parole cosa si intende per trasmissione di energia: due pendoli si trovano accoppiati tra loro da un vincolo elastico. Uno dei due viene fatto oscillare mentre l'altro viene tenuto fermo. Dal momento in cui il secondo pendolo viene lasciato oscillare, l'ampiezza delle oscillazioni del primo decresce, mentre il secondo comincia ad oscillare con ampiezza crescente, raggiungendo il massimo delle oscillazioni nel momento in cui il primo si ferma. Poi il ciclo si inverte fino all'esaurimento dell'energia.

Si assiste così alla propagazione di energia attraverso un vincolo elastico che nel caso del suono potrebbe essere l'aria, il primo pendolo una persona che parla e il secondo pendolo una persona che ascolta.

L'energia acustica con le sue onde si propaga con la medesima forza in ogni direzione, per cui l'onda può considerarsi sferica.

L'intensità del suono o volume, misurato in decibel (dB) è inversamente proporzionale alla distanza di ascolto.

Come abbiamo accennato nel paragrafo precedente la **velocità del suono** dipende dalla natura del mezzo attraverso il quale si trasmette e alla sua temperatura.

Quando un sistema di onde sonore incontra un corpo incapace di vibrare, le onde si riflettono ed è questo il principio alla base del fenomeno dell'eco utilizzato in medicina per fare le ecografie.

Un effetto sonoro molto importante da capire per approcciarsi alla music medicina è **l'effetto risonanza**.

Se si dispone di dieci diapason della medesima frequenza l'uno accanto all'altro in posizione verticale e se ne colpisce uno in modo da farlo suonare, risuoneranno anche gli altri nove.

Se però se e accosta un undicesimo di diversa frequenza e lo si colpisce, i dieci originali non emetteranno alcun suono.

Se un cantante si trova di fronte a un bicchiere e con un acuto eguaglia la frequenza del bicchiere, lo manda in frantumi. I soldati in marcia verso un ponte sono addestrati a rompere il passo prima d salirvi, per evitare che la frequenza della loro andatura possa incontrare la frequenza del ponte e causarne il crollo.

Tutti questi esempi dimostrano il principio di risonanza ossia la capacità di un materiale di vibrare per simpatia con una frequenza imposta da una sorgente esterna.

Tutti i materiali hanno frequenze naturali di risonanza ed è determinata dal peso, dalla massa, dalla forma e dalla struttura materiale di una sostanza. L' aria, l'acqua, certi tipi di legno, il corpo umano e la terra sono alcune delle sostanze più elastiche

I risuonatori si possono dividere in due gruppi: quelli che si eccitano solo alla loro frequenza naturale e quelli che hanno la capacità di eccitarsi a frequenze diverse.

La risonanza dei primi è detta libera, quella dei secondi indotta. La nostra membrana timpanica e i materiali con cui vengono costruiti gli strumenti musicali sono esempi di risonanza indotta.

3.3. L'utilizzo del principio di risonanza per la guarigione

Il corpo umano è costituito di un gran numero di sistemi vibratori interconnessi e interdipendenti, di frequenze e densità diverse, che funzionano in un ambiente di fluidi contenuti in un involucro esterno altamente elastico.

I fluidi e le strutture che formano il nostro corpo sono formate da atomi che, aggregandosi, formano molecole le quali a loro volta formano le diverse cellule dei muscoli, delle ossa, dagli organi.

Il filmato di una cellula molto ingrandita rivela un movimento incessante al suo interno sebbene la forma esterna rimanga inalterata. Così la descrive il Dott. Manners:

"Dove c'è movimento ci deve essere frizione e dove c'è frizione ci deve essere suono. Magari impercettibile, certo, ma lì ci sarà suono. Ecco dunque che in quella piccola cellula si avrà suono." (Manners, 1983)

Ciascuna cellula del corpo produce quindi una frequenza . Dato che alcuni organi come il fegato, ad esempio, sono composti di aggregati di tali cellule, ne consegue che ciascuna parte del corpo produce un proprio armonico equivalente a quel tipo di cellula di cui si compone.

Inoltre secondo il principio di risonanza spiegato in precedenza, essendo le singole cellule dello stesso organo in contiguità, si verifica come risultato una risonanza con valori massimi e minimi raggiunti dalle singole cellule in simultaneità.

I sistemi vibrano all'unisono come nell' esempio di 10 diapason spiegato in precedenza.

Inoltre va precisato che i valori della forma d'onda risultante, creata dall'unione delle singole frequenze, superano quelli che ciascuna produrrebbe singolarmente.

Il suono può essere utilizzato per la guarigione inviando determinate frequenze direttamente nelle parti del corpo interessate sfruttando il principi di risonanza.

Un esempio è l'utilizzo di determinate frequenze per la guarigione da calcolosi delle vie urinarie grazie alla litotrissia extracorporea ad onde d'urto.
La litotrissia extracorporea ad onde d'urto (E.S.W.L., Extracorporeal Shock Wave Lithotripsy) è un intervento terapeutico mininvasivo per il trattamento della calcolosi urinaria.

Onde sonore meccaniche, generate da litotritori, vengono focalizzate e veicolate verso i calcoli urinari bersaglio e li frammentano senza danneggiare i tessuti circostanti.

La litotrissia, dal greco 'trissia' ossia frammentazione, e 'lithos' ossia pietra, avviene tramite l'urto delle onde sonore trasmesse ai calcoli. I frammenti vengono poi espulsi successivamente spontaneamente tramite l'urina.

Il grande vantaggio della ESWL è la mininvasività e il ridotto rischio di complicanze però presenta anche dei limiti in quanto i risultati dell'intervento dipendono molto dalla durezza dei calcoli e dalla costituzione del paziente, e quindi calcoli molto duri o calcoli in pazienti obesi non si rompono o si rompono in grandi frammenti (Paumgarten G, 2005).

CAPITOLO 4

PSICOLOGIA DELLA MUSICA

La musica è parte integrante della nostra vita: ci accompagna nei momenti di gioia e di tristezza, riesce a far commuovere e rallegrare le persone dalla nascita fino all'età anziana, ha il potere di far sincronizzare il movimento di migliaia di persone ai concerti facendole danzare e cantare.

La musica ha una fondamentale funzione di coesione e per questo è utilizzata per scopi sia personali che sociali per far suscitare emozioni.

Tutte le culture hanno sviluppato una propria forma di cultura musicale e l' ascolto della musica della propria cultura fornisce all'ascoltatore un apprendimento implicito di essa nonostante la percezione della musica e la capacità di elaborazione siano processi molto complessi. Analizzeremo nel dettaglio il processo di percezione della musica nel capitolo 5.

La presenza di processi di apprendimento implicito e di un utilizzo non consapevole di conoscenze e di regole non è una peculiarità unica della musica ma è comune a tutte le aree cognitive. Per esempio raramente siamo consapevoli delle regole grammaticali della lingua italiana mentre parliamo. Così anche quando sentiamo per esempio la musica che viene cantata in chiesa riusciamo a seguirla e a prevederla nonostante non conosciamo le regole di scrittura della musica (Dowling, 1993).

L' ascolto di un brano richiede l'elaborazione di un'enorme quantità di informazioni in tempi molto veloci e in modo automatico. Tale automatismo nel processo di elaborazione sembra essere un processo cognitivo innato che però ha bisogno, come per la lingua, dell'esposizione a stimoli tipici della propria cultura.

Lo sviluppo delle competenze musicali e quindi per esempio riuscire a suonare uno strumento richiede abilità innate e abilità che possono essere acquisite con più o meno facilità a seconda della predisposizione del singolo soggetto (Schoen D, 2009).

4.1. L'esperienza prenatale

Il sistema percettivo e cognitivo è presente ben prima della nascita, infatti è possibile far ascoltare musica al bambino quando ancora è nel grembo materno. Si è visto infatti che la stimolazione uditiva prenatale può avere degli effetti sul comportamento del feto.

Diversi studi hanno mostrato che il feto comincia a rispondere a suoni e rumori a partire dalla 16esima settimana di gravidanza e riconoscono innanzitutto la voce della propria madre. Ma le capacità dei neonati sembrano andare ben al di là del semplice riconoscimento della voce: alcuni studi infatti hanno mostrato come una storia letta ripetutamente dalla madre durante il secondo e terzo trimestre della gravidanza venga preferita dal bambino dopo la nascita rispetto ad una storia mai letta. La suzione del seno materno durava più a lungo quando i neonati ascoltavano la storia nota rispetto a quando la madre raccontava una nuova storia. Invece i neonati che non hanno ascoltato nessuna storia durante la gravidanza non avevano nessuna preferenza e tutti i racconti venivano percepiti allo stesso modo (De Casper, 1986).

Un recentissimo studio pubblicato nel 2017 sulla rivista Women and Birth da Persico G et al., ha studiato 168 donne in gravidanza alla 24esima settimana di gestazione fino a tre mesi dopo la nascita. A 83 donne è stato chiesto di cantare ninna nanne mentre le altre 85 erano nel gruppo di controllo. Hanno studiato l'effetto della musica sul legame prenatale madre-bambino, il comportamento del neonato a tre mesi dalla nascita e lo stress materno grazie a scale validate come Prenatal Attachment Inventory (PAI) e la Mother-to-Infant Bonding Scale (MIBS).

Rispetto al legame prenatale non sono state trovate influenze significative. Il legame postnatale è stato invece significativamente maggiore (cioè MIBS inferiori) nel gruppo di canto 3 mesi dopo il parto (media 1,28 vs 1,96; p = 0,001). Nello stesso gruppo di canto, l'incidenza di episodi di pianto neonatale nel primo mese è risultata significativamente più bassa (18,5% vs 28,2; p <0.0001), così anche gli episodi di coliche (64,7% vs 38,3%; p = 0,003) e lo stress materno percepito (29,6% vs 36,5%; p <0.05). Anche i risvegli notturni sono stati significativamente minori nel gruppo di neonati che ascoltavano ninne nanne (1,5% vs 4,7; p <0,0001).

Nello studio di Kurdahi et al. (2017), bambini pretermine con un'età gestazionale di 31,8 ± 2,79 settimane sono stati randomizzati in tre gruppi: un gruppo aveva ascoltato durante la gravidanza le musiche ascoltate dalla mamma, il secondo gruppo durante la gravidanza aveva ascoltato filastrocche\ninna nanne e il terzo gruppo non aveva ascoltato musica né filastrocche\ninna nanne. Prima, durante e dopo le procedure invasive a cui sono stati esposti dopo la nascita sono state fatte ascoltare ai gruppi che avevano ascoltato la musica e al gruppo delle filastrocche\ninna nanne le canzoni corrispondenti; al gruppo che non aveva ascoltato musica non è stata fatta ascoltare alcuna musica.

I risultati hanno mostrato una riduzione significativa del dolore (misurato con Neonatal Pain, Agitation and Sedation Scale (N-PASS)) nel gruppo di infanti che avevano ascoltato musica della madre con una media di 1,40 (± 1,28) e nel gruppo delle filastrocche con una media di 1,62 (± 2,27); mentre per i bambini che non hanno ascoltato musica la media è risultata di 2,33 (± 1,64).

Nei due gruppi di bambini pretermine che avevano ascoltato musica o filastrocche\ninna nanne i risultati hanno mostrato anche miglioramenti significativi nei loro comportamenti durante e dopo le procedure cruenti.

L'ascolto della musica e di filastrocche\ninna nanne in gravidanza e dopo la nascita aiuta i bambini pretermine durante le procedure invasive cruenti riducendo il dolore e migliorandone il comportamento e quindi il loro stato di benessere.

Nello studio di López-Teijón M et al. (2015) sono state confrontate le risposte ai movimenti facciali di 106 feti tra la 14esima e la 39esima settimana di gravidanza mentre veniva applicata musica per via intra vaginale (primo gruppo), musica tramite emettitori sull'addome della madre (secondo gruppo) e un emettitore di vibrazioni (125 Hz, 68dB).

Le risposte sono state quantificate registrando i movimenti facciali individuati in 3D / 4D a ultrasuoni. La misurazione dei movimenti facciali fetali sono state eseguite alla baseline, durante la stimolazione e 5 minuti dopo che la stimolazione è stata interrotta.

I feti con età gestazionale superiore alle 16 settimane con applicazione di musica via intra vaginale hanno mostrato movimenti linguali nell'86,7 % dei casi e espulsione linguale nel 46,6% con differenze significative comparate con la diffusione addominale e con l'emettitore di frequenze (p=0.002 e p=0.004)

Non c'erano cambiamenti alla baseline nei gruppi dove la diffusione era addominale e nell'emettitore di frequenze.

L'espulsione della lingua è presente almeno cinque volte in 5 minuti nel 13,3% dei feti con la musica intra vaginale; inoltre con la stimolazione musicale via intra vaginale i movimenti linguali erano più frequenti (odds ratio ¼ 10.980; 95% confidence interval ¼ 3.105– 47.546). I feti hanno avuto ripetutamente movimenti linguali e espulsione della lingua in seguito alla stimolazione musicale via intra vaginale; non sono stati osservati movimenti invece con gli altri metodi di stimolazione.

I risultati di questo studio suggeriscono la presenza e lo sviluppo di percorsi neuronali nel sistema uditivo-motorio già all'età gestazionale di 16 settimane. I risultati potrebbero contribuire ai metodi diagnostici negli screening prenatali sulla capacità uditiva e nella ricerca della stimolazione neurologica fetale.

Un altro aspetto importante è stato evidenziato nelle studio di Partanen E et al. (2013): i ricercatori hanno visto che l'esposizione prolungata prenatale ad una melodia induce effetti neurologici che durano per diversi mesi.

4.2. Effetto della musica sulla salute della donna in gravidanza

La gravidanza può essere un periodo difficile dal punto di vista dei cambiamenti psicologici e fisiologici. Entrano in gioco molte emozioni come la paura nei confronti delle proprie abilità di affrontare la gravidanza e di adattarsi alle novità provocando un elevano senso di stress. Inoltre, le donne provano molta ansia per la salute fisica del loro bambino e nei confronti dei cambiamenti imminenti del loro stile di vita. Lo stress, in questo contesto, è uno stato nel quale la donna percepisce che il suo benessere sta diminuendo, quindi sente di dover direzionare tutte le sue energie per proteggere sé stessa.

L'ansia, una manifestazione della risposta allo stress, è spesso un umore predominante durante il periodo di gestazione. Essa è definita anche come un complesso processo psicobiologico che si riferisce a una serie di eventi cognitivi, affettivi, fisiologici e comportamentali.

L'ansia e lo stress sono frequentemente intercambiabili a causa del fatto che l'ansia si riflette in una dimensione particolarmente stressante.

L'organizzazione mondiale della salute ha definito la depressione come un "comune disturbo mentale che si presenta con umore depresso, perdita di interesse e di piacere, sentimenti di colpa o bassa autostima, disturbi del sonno o dell'appetito, scarsa energia e ridotta concentrazione" (World Health Organization 2006 Mental Health: Depression, 2006).

L'ansia e la depressione in donne incinte sono considerate un problema di salute simile nei caratteri alla depressione post-partum. In particolare, si è visto che disturbi psicologici prenatali influenzano negativamente il benessere della madre e del feto.

La depressione durante la gravidanza può contribuire a cambiare le funzioni neuro comportamentali dei nuovi nati. Donne con un'elevata ansia o stress prima della nascita del bambino sono più frequentemente soggette ad avere bambini prematuri così come bambini sottopeso.

Inoltre, lo stress materno prenatale si è visto influenzare anche lo sviluppo e il temperamento del bambino in modo negativo.

Quando sorgono problemi psicologici durante la gravidanza bisogna considerare la sicurezza dei trattamenti farmacologici in termini di rischio per il feto e per la madre.

Alla luce di questi rischi, è necessario prendere in considerazione trattamenti non farmacologici, come ad esempio la music medicine, per gestire lo stress, l'ansia e la depressione prenatale.

La musica con determinate caratteristiche infatti (ad esempio con 60-80 battiti al minuto, con melodie semplici, rilassanti e toni attenuati) può agire sulle risposte fisiologiche della persona nei confronti dello stress e dell'ansia, focalizzando l'attenzione su uno stimolo piacevole, che induce all'immaginazione e a sentimenti ed emozioni piacevoli. Le ricerche supportano vantaggi di benessere per la music medicine applicata alla gravidanza e alla nascita dei bambini in termini di riduzione dell'ansia e dello stress.

Lo studio di Chang MY et al. nel 2008 ha analizzato l'effetto dell'ascolto della musica sulla salute psicologica delle donne in gravidanza; in particolare ha studiato l'efficacia o meno dell'ascolto della musica nella riduzione degli stati di ansia, stress e sintomi depressivi nelle donne in stato di gravidanza.

I criteri di inclusione dei partecipanti allo studio sono i seguenti: avere più di 18 anni d'età; donne che pensano di non avere complicanze vaginali; tempo gestazionale compreso tra 18-22 settimane (secondo trimestre) o 30-34 settimane (terzo trimestre). In totale sono state reclutate 236 donne (n = 236) che sono state suddivise in due gruppi: il gruppo sperimentale (n = 116) e il gruppo di controllo (n = 120).

Non sono state identificate differenze significative tra i due gruppi per le caratteristiche demografiche.

Tutte le partecipanti sono state informate sullo studio prima di prendervi parte.

Dopo aver ottenuto il consenso, sono state rassicurate sul fatto che la loro decisione di partecipare allo studio non avrebbe influenzato il livello di cure che avrebbero ricevuto.

Ai partecipanti nel gruppo sperimentale è stato dato un CD preregistrato ed è stato chiesto loro di ascoltare almeno 30 minuti ogni giorno per due settimane, nel momento della giornata che preferivano.

Per valutare il tipo di musica e il volume scelto, ai partecipanti è stato chiesto di tenere un diario bisettimanale in cui riportare quale CD si è scelto di ascoltare e quale attività hanno svolto durante l'ascolto della musica.

Il gruppo di controllo ha ricevuto solamente le cure generali prenatali, ovvero le cure standard per le donne in stato di gravidanza.

La musica fornita comprende quattro tipi di CD preregistrati che sono stati creati apposta per lo studio. Ogni CD contiene approssimativamente 30 minuti di ninne nanne, pezzi classici, suoni della natura o musica eseguita da canzoni e da rime dei bambini cinesi.

Il tempo della musica è stato selezionato per mimare il battito umano (60-80 battiti al minuto).

Nei risultati si è visto che il gruppo della musica ha diminuito in modo statisticamente significativo i valori di stress ($p<0.001$), ansia ($p=0.01$) e sintomi depressivi ($p<0.001$) dopo due settimane di intervento.

Questi risultati sperimentali indicano che la music medicine è un trattamento efficace nel promuovere la salute psicologica durante la gravidanza. I risultati indicano anche che ascoltare musica quotidianamente durante la gravidanza crea considerevoli benefici di salute. Le terapie complementari infatti sono la scelta più consigliata e considerata per le donne in gravidanza che tentano di evitare gli effetti collaterali associati alle terapie farmacologiche. Usare la musica diminuisce lo stress psicologico durante la gravidanza e fornisce un'appropriata terapia alternativa.

Nello studio pubblicato da Liu YH et al. (2016), 121 donne in gravidanza con una bassa qualità del sonno Pittsburgh Sleep Quality Index [PSQI] score > 5 sono state randomizzate in due gruppi: 61 che dovevano ascoltare musica e 60 il gruppo di controllo che non ascoltava musica per 2 settimane. Sono state utilizzate le scale validate PSQI, State-Anxiety Inventory e ANCOVA I risultati hanno visto un miglioramento significativo della qualità del sonno, dello stress e dell'ansia nelle donne che hanno ascoltato musica comparato con i risultati del gruppo di controllo.

Il genere musicale più utilizzato dalle donne sono state filastrocche\ninna nanne seguito dalla musica classica e Crystal baby music.

4.3. Pratica musicale e plasticità cerebrale

È sempre più evidente il fatto che l'esperienza musicale modella il cervello sia strutturalmente (Gaser et al., 2003) sia funzionalmente (Schlaug, 2001; Lappe et al., 2008).

Confronti trasversali tra musicisti e non musicisti hanno rivelato vantaggi dei musicisti in vari aspetti della funzione cognitiva e sensoriale, tra cui l'attenzione e il controllo inibitorio (Bugos et al., 2007; Bialystok et al., 2009; Strait et al., 2010; Rodrigues et al., 2013; Moreno et al., 2014; Carey et al., 2015; Costa -Giomi, 2015), la discriminazione delle frequenze sonore (Tervaniemi et al., 2005; Micheyl et al., 2006) e l'elaborazione neurologica del discorso (Schön et al., 2004; Musacchia et al., 2007; Wong et al., 2007; Strait et al., 2014).

Nonostante questi studi non possano distinguere effetti della formazione musicale da differenze pre-esistenti e innate, un numero crescente di studi longitudinali mostra che questi cambiamenti emergono nel tempo (Moreno et al., 2009; Moreno et al., 2011; Tierney et al., 2013; Chobert et al., 2014; Kraus et al., 2014; Slater et al., 2014; Slater et al., 2015) suggerendo che alcuni miglioramenti neurologici che vengono riscontrati nei musicisti possono essere dovuti alla plasticità cerebrale piuttosto che a differenze innate tra coloro che perseguono la formazione musicale e quelli che non la fanno (Kraus et al., 2016).

Alcuni studi hanno mostrato che i miglioramenti neurologici sui musicisti dipende anche dal tipo di musica e dallo strumento praticato.

Per esempio alcuni studi hanno visto che i cantanti hanno dei benefici unici di elaborazione uditiva e di discriminazione delle differenze di frequenze e delle armonie(Slater J et al., 2017), molto maggiori rispetto agli strumentisti che invece hanno riscontrato migliori risultati dal punto di vista motorio (Nikjeh et al., 2008; Halwani et al., 2011).

4.4. Musica e linguaggio

I suoni, siano essi musicali o linguistici, hanno caratteristiche di base comuni in quanto entrambi si caratterizzano per la loro altezza, durata, intensità e timbro. Quando parliamo moduliamo la voce in base a quello che vogliamo esprimere: per esempio se siamo arrabbiati e diciamo "Ascoltami!" il nostro timbro sarà inasprito, l'intensità della voce sarà alta.

La cosa interessante è che spesso musica e linguaggio fanno un uso simile di questi parametri. Ad esempio, quando ci si interessa al contenuto emotivo di una frase parlata o musicale, una frase triste sarà pronunciata lentamente e questo vale anche per una melodia triste. Juslin e Laukka (2003) hanno scandagliato ed analizzato più di cento studi sulla relazione fra parametri acustici ed emozione trasmessa, nel linguaggio e in musica e hanno visto che il tempo, l'intensità, l'altezza, e diversi altri parametri hanno lo stesso effetto sull'espressività di una frase linguistica o musicale. Questo vuol dire che i musicisti comunicano emozioni usando un codice che deriva dal codice linguistico.

A livello fonetico sono stati descritti due fenomeni interessanti che la musica e il linguaggio hanno in comune: la **percezione categorica** e la **restaurazione fonetica** (Aiello, 1994).

Il fenomeno di restaurazione fonetica consiste in una sostituzione di una parte del segnale linguistico con un rumore o un silenzio. In altri termini, le aspettative semantico-lessicali o musicali prendono il sopravvento sull'analisi acustica e riempiono l'informazione mancante.

Il fenomeno di percezione categorica invece è legato al fatto che se ci sono due fonemi nella stessa frase (esempio "b" e "t") questi vengono percepiti in maniera uguale anche se magari acusticamente molto diversi. In maniera analoga accade in musica quando un musicista suona la stessa nota e noi la percepiamo uguale anche se le sue dita non sono sempre nella stessa posizione. Questo margine di errore appunto è dovuto alla percezione categorica e ci aiuta nella comprensione, anche a dispetto di differenze individuali di pronuncia e di esecuzione in musica. Il riconoscimento degli errori è legata all'esperienza: nel caso del violinista, un errore di un quinto di tono non sarà colto da un uditore principiante ma sarà percepito da un musicista professionista. Per il linguaggio è la stessa cosa in quanto una persona che conosce il cinese riesce a distinguere anche piccole differenze nei fonemi mentre una persona che non lo conosce percepirà sempre lo stesso fonema.

Anche rispetto alla **sintassi**, musica e linguaggio sono simili.

I musicisti percepiscono e memorizzano le sequenze musicali per gruppi (chunks) (Halpern et al,1982). Diversi chunks costituiscono le frasi musicali proprio come nel linguaggio della parola (soggetto) si lega ad un altro (verbo) e ancora ad una altra (oggetto) per formare una frase.

Inoltre anche il processo di integrazione e di comprensione linguistica è simile a quello musicale (Patel, 2003). In particolare il cervello lavora sulle distanze astratte tra gli elementi: più grande è la distanza tra gli elementi più è difficile operare. Più lontano è il soggetto dal verbo più diventa complicato seguire il discorso e, analogamente, più grande è la distanza tonale più è complicato seguire la melodia. L'operazione di comprensione della melodia e del linguaggio hanno sede nell'area di Broca.

Possiamo dire quindi che l'analisi linguistica e musicale sembrano molto simili sia nel loro decorso temporale (Patel AD, 2003) sia nella sede delle aree cerebrali implicate (Maess et al., 2001).

Rispetto alla sintassi è comunque da sottolineare che le regole grammaticali linguistiche sono molto più rigide rispetto alle regole sintattiche musicali. Inoltre è da ricordare che l'ambiguità in musica e la trasgressione alla regola sono elementi estetici fondamentali.

Rispetto al **senso**, musica e linguaggio non sono così simili perché mentre ogni parola assume un certo significato in tutte le lingue, in musica un accordo musicale non fornisce lo stesso senso. Questo non vuol dire che la musica non ha un senso , ma semplicemente non esistono regole rigide che associano un significato ai suoni. I suoni assumono un senso quando, insieme, formano la musica.

Un'altra caratteristica importante della musica che non ritroviamo nel linguaggio, è l'effetto che fa la **ripetitività**. Mentre per il linguaggio la ripetitività di una frase o di un discorso produce nell'ascoltatore sempre più disattenzione, per la musica accade il contrario. Tutti coloro che hanno un certo numero di dischi preferiti sanno che un ascolto ripetuto ci porta ad amare ancora di più una certa musica. Jackendoff (1990) ha ipotizzato che il nostro inconscio quando si trova davanti all'ascolto ripetuto di una musica, continua ad analizzare e a ricreare da zero le strutture musicali. In questo modo la sorpresa e il senso musicale si ripresentano ad ogni ascolto.

4.4.1. L'utilizzo della musica in bambini con dislessia

Il deficit che sta alla base della dislessia evolutiva (DD) è stato identificato nella difficoltà dell'elaborazione rapida delle informazioni uditive, che contribuisce poi allo sviluppo di parole deteriorate. È stato dimostrato che il rafforzamento della capacità di percezione del ritmo musicale nei bambini con DD può avere un effetto positivo sulla capacità di lettura perché la musica e il linguaggio condividono meccanismi comuni e gli effetti di uno vengono poi trasferiti e migliorati nell' altra. Sono stati progettati esercizi assistiti da computer chiamati Rhythmic Reading Training (RRT) nei quali la lettura è combinata col ritmo. Quattordici studenti in età scolare con DD hanno preso parte a 9 sessioni bisettimanali di RRT durati 30 minuti ciascuno. Altri 14 studenti di età scolare con DD non hanno ricevuto RRT. I risultati hanno evidenziato che l'RRT ha avuto effetti positivi significativi nella velocità e sull'accuratezza della lettura (Bonacina S et al., 2015).

4.5. Musica e memoria

La memoria è un'abilità centrale dei nostri processi cognitivi che riguarda il mantenimento dell'informazione nel tempo. È la capacità di elaborare, conservare e recuperare le informazioni. Con il termine memoria si fa riferimento ad abilità molto differenti, come, ad esempio, il mantenimento dell'informazione sensoriale, il ricordo del significato delle parole, il patrimonio di conoscenze, i nostri ricordi personali e la programmazione di azioni future. Il processo della memoria della musica assomiglia al modo in cui percepiamo ed elaboriamo tutte le informazioni anche se avviene in aree di cervello differenti.

Il modello di memorizzazione degli stimoli uditivi fa riferimento al modello generale di memorizzazione, proposto nel 1968 da Atkinson e Shiffrin, ed è diviso in tre fasi: **memoria ecoica, memoria a breve termine e memoria a lungo termine.**

Ognuna di queste fasi avviene in un momento diverso ma tra esse esistono numerosi meccanismi di controllo che permettono una migliore elaborazione attraverso il passaggio continuo dell'informazione tra fasi precedenti e fasi successive.

La prima fase detta ecoica consiste in un'elaborazione precoce dell'informazione. In questa fase l'informazione sonora viene percepita nell'orecchio medio che codifica e converte i suoni in una serie di impulsi nervosi che rappresentano le frequenze e l'intensità della vibrazione acustica. L'informazione rimane nella memoria ecoica per meno di un secondo.

La seconda fase è la memoria a breve termine in cui l'informazione rimane per 3-5 secondi. La capacità del sistema è molto limitata in quanto riesce a immagazzinare tra i 5 e i 9 elementi. La quantità delle informazioni che vengono trattate in questa porzione di sistema viene però mediata dal processo di raggruppamento (**chunking**) che permette l'unione di più elementi riducendo così la quantità complessiva di materiale. Con la musica il raggruppamento avviene a un livello ritmico e melodico.

In seguito al raggruppamento, avvenuto grazie alla memoria a breve termine, l'informazione passa alla memoria a lungo termine che attiva informazioni simili a quelle già in essa contenute e le associa.

La combinazione di queste conoscenze con lo stimolo percettivo crea la nostra esperienza. Le nuove conoscenze apprese possono modificare in piccola parte il contenuto della memoria a lungo termine riorganizzandola e contribuendo a creare la nostra **esperienza musicale.**

Nel capitolo 5 verrà descritto nel dettaglio cosa succede alla memoria dal punto di vista neurologico in seguito all'ascolto della musica.

4.5.1. L'utilizzo della musica in persone anziane con malattia di Alzheimer

Nella malattia di Alzheimer e nei diversi tipi di demenza e disturbi di memoria, la memoria musicale invece è sorprendentemente robusta.

Tuttavia, i meccanismi e substrati neurali della memoria musicale sono ancora poco chiari.

In uno studio condotto da Jacobsen et al. (2015) sono stati analizzati, tramite risonanza magnetica, i livelli di atrofia nelle aree che interessano la memoria musicale (caudale corteccia cingolata anteriore e area motoria ventrale supplementare) e nel resto del cervello, in 20 pazienti con malattia di Alzheimer (10 di sesso maschile e 10 di sesso femminile di età media di 68,9 ± 9,0 anni) e 34 soggetti di controllo sani (14 maschi e 20 femmine, età media di 68,1 ± 7,2 anni).

È interessante notare che le regioni individuate per codificare la memoria musicale corrispondevano alle aree che hanno mostrato sostanzialmente minima atrofia corticale e il minimo disturbo del metabolismo del glucosio, rispetto al resto del cervello.

Grazie a questo studio si è visto che le aree che svolgono attività di memoria musicale in pazienti con malattia di Alzheimer sono risparmiate dalla degenerazione e ciò spiega la sorprendente conservazione di memoria musicali in questi pazienti.

L'efficacia delle terapie per prevenire e rallentare il declino cognitivo nella popolazione a rischio è poco rassicurante; al contrario le evidenze scientifiche sugli interventi non-farmacologici che agiscono su mente-corpo stanno dando ottimi risultati.

Innes KE et al. (2017), hanno studiato gli effetti cognitivi della meditazione Kitan Kriva (KK) e dell'ascolto della musica (ML) su persone con declino cognitivo (SCD), ad alto rischio di sviluppare la malattia di Alzheimer.

Sono statati reclutati 60 persone con SCD e sono stati randomizzati nei gruppi KK o ML ed è stato chiesto loro di praticare la meditazione nel gruppo KK e di ascoltare musica nel gruppo ML (i partecipanti hanno scelto la musica che più preferivano) 12 minuti al giorno per 3 mesi e poi a loro discrezione altri 3 mesi. Prima di iniziare sono stati valutati i parametri cognitivi e la capacità di memoria di base tramite le scale Memory Functioning Questionnaire (MFQ), Trail-making Test (TMT-A/B) e Digit-Symbol Substitution Test (DSST).

L'88% dei partecipanti ha completato i sei mesi. Entrambi i gruppi hanno visto, già dopo i primi 3 mesi, un marcato e significativo miglioramento della memoria e della performance cognitiva (MFQ, DSST, TMT-A/B; $p's \leq 0.04$). A 6 mesi i miglioramenti sono aumentati ancora ($p's \leq 0.006$). I miglioramenti non sono stati diversi nelle differenze dei partecipanti in età, sesso, valori cognitivi di base o altro.

Questo studio suggerisce che la meditazione o l'utilizzo dell'ascolto della musica può significativamente migliorare la capacità di memorizzazione e migliorare le capacità cognitive di adulti con SCD e rallentarne il declino cognitivo.

4.6. Musica ed emozioni

Le emozioni svolgono una parte importante nel rapporto tra individuo e ambiente e interessano sia il fisico che il comportamento di ognuno di noi.

Le risposte emozionali posso essere di diverso tipo:

1. Fisiologiche: alterazione della frequenza cardiaca e respiratoria, modificazione della pressione sanguigna, modificazioni della saturazione dell'ossigeno ecc.

2. Motorie: fuggire, gridare, accarezzare ecc.

3. Espressive: alterazione della mimica facciale, dei gesti, della voce, ecc.

4. Risposte psicologiche: modificazione dell'umore, ansia, ecc.

Ognuno di noi, ascoltando una certa musica, prova emozioni soggettive ma il processo di percezione della musica è molto simile e comune a tutti gli esseri umani come vedremo nel capitolo 5.

Un altro aspetto importante è che sembra che **le riposte emozionali di un brano avvengano in tempi brevissimi**, inferiori al secondo. Questo vuol dire che l'emozione è spesso immediata e che le risposte emotive sono presenti fin dal principio del brano. Il brano è percepito in maniera simile da diverse persone ed ha luogo senza sforzo e in modo automatico.

Sono diversi gli aspetti musicali che ci portano a sentire un'emozione.

Fra i diversi fattori strutturali che giocano un ruolo nell'espressione dell'emozione in musica, **il tempo** sembra avere un ruolo fondamentale. Non a caso alcune delle indicazioni usate dai compositori per segnalare a che tempo deve essere eseguita un' opera musicale hanno una connotazione emozionale (es. allegro, vivace). Un tempo veloce favorisce un aumento dello stato di eccitabilità.

Anche **il modo** musicale ha un ruolo importante nella percezione delle emozioni: nel sistema tonale occidentale i modi maggiori o minori hanno un'importante influenza sull'emozione, con il modo maggiore a connotazione positiva o allegra e minore negativa o triste.

Un altro fattore importante sembra essere **il timbro** degli strumenti che è ovviamente legato al **registro** (acuto-medio-grave) nel quale essi suonano.

Anche la **complessità ritmica** e l'**armonica** giocano un ruolo importate: musiche troppo dissonanti o con ritmi non regolari, come per la musica contemporanea, hanno una connotazione negativa e sgradevole.

Un altro aspetto da ricordare è che se ascoltiamo un brano più volte o se ascoltiamo un brano a noi già conosciuto le emozioni saranno sempre vive e nuove.

Fin ora abbiamo parlato delle emozioni come proprietà intrinseche della musica, quindi in un certo senso indipendenti dalla nostra coscienza e storia personale, ma **una parte delle emozioni invece è influenzata dall'esterno**, ossia dall'esperienza musicale, dalla conoscenza e dal luogo di ascolto.

Una certa musica può essere legata a un evento importante della nostra vita, o a una pubblicità o a un momento triste.

La risposta emotiva ha effetti su tutto il corpo: la tensione muscolare, la frequenza respiratoria e cardiaca, la sudorazione, l'attività gastrica e molti altri effetti. Di seguito analizzeremo alcuni studi sull'effetto della musica sull'ansia.

4.6.1. Effetti della musica sull'ansia

In uno studio condotto in America, Buffom MD et al., (2006) hanno analizzato i livelli di ansia in 170 pazienti che sarebbero stati sottoposti a procedure angiografiche di tipo diagnostico o terapeutico con l'utilizzo della musica in sottofondo. La musica è stata scelta dai pazienti stessi rispettando le preferenze individuali.

I pazienti che si sottopongono a procedure angiografiche, di tipo diagnostico o terapeutico, sono spesso ansiose e spaventate.

L'ansia del paziente e l'abilità nell'affrontarla possono influenzare le risposte fisiologiche, come la frequenza respiratoria, la frequenza cardiaca, la pressione arteriosa, il consumo di ossigeno e le concentrazioni plasmatiche di adrenalina e noradrenalina.

Le risposte fisiologiche e psicologiche possono aumentare la durata della procedura e il totale di sedazione richiesta. Similmente, un paziente teso può trovare la stessa difficoltà nel collaborare con il team professionale, aumentando quindi le difficoltà tecniche della procedura.

In questo studio i pazienti sono stati randomizzati in due gruppi: il gruppo di controllo (n = 81) e il gruppo dell'ascolto della musica (n = 89).

I pazienti hanno compilato un test per valutare lo stato di ansia 15 minuti prima della procedura. Il gruppo sperimentale è stato ammesso nell'area della procedura per ascoltare 15 minuti di musica tramite un lettore cd e l'altoparlante installato nell'area. Immediatamente prima e dopo aver ascoltato la musica sono stati valutati la pressione arteriosa, la frequenza cardiaca e la frequenza respiratoria, oltre che in secondo luogo i livelli di ansia percepiti dopo i 15 minuti di ascolto della musica. Ai pazienti di questo gruppo è stata data l'opportunità di continuare ad ascoltare la musica anche durante la procedura.I pazienti del gruppo di controllo hanno effettuato le stesse misurazioni e valutazioni dei pazienti del gruppo che ha ascoltato la musica, ma con la differenza che hanno ricevuto semplicemente le cure standard senza alcun ascolto musicale. I risultati hanno mostrato una riduzione significativa dell'ansia tra i due gruppi. Si è visto infatti che i pazienti che hanno ascoltato la musica hanno ridotto i punteggi iniziali di ansia in modo statisticamente significativo($p= 0.05$).

La frequenza respiratoria e la pressione arteriosa non si sono ridotte significativamente in nessuno dei due gruppi, tuttavia i pazienti del gruppo sperimentale hanno ridotto in modo significativo ($p = 0.02$) la frequenza cardiaca.

Alcune limitazioni concernenti il presente studio riguardano l'impossibilità di poter mascherare qualsiasi intervento ai pazienti e ai ricercatori.

In conclusione i risultati di questo studio mostrano una significativa riduzione dell'ansia e della frequenza cardiaca nei pazienti che hanno ascoltato musica prima della procedura invasiva.

Goertz W et al. (2010) hanno studiato gli effetti ansiolitici indotti dalla musica sui pazienti durante la cateterizzazione cardiaca (CC).

Lo scopo è stato quello di valutare se differenti generi di musica hanno avuto differenti effetti ansiolitici, e se c'è stata differenza nel far scegliere ai pazienti il tipo di musica, rispetto al fatto di sceglierla casualmente.

Sono stati selezionati un totale di 200 pazienti (n = 200) con 154 casi di angiografia diagnostica e 43 casi di angiografia con conseguente intervento percutaneo coronarico (PCI).

Sono stati formati otto gruppi suddividendo i pazienti in due categorie: A e B, con quattro gruppi ciascuno.

Ai pazienti nella categoria A è stato consentito di scegliere uno dei quattro gruppi: musica classica (Gruppo A1, n = 35), musica moderna rilassante (Gruppo A2, n = 42), smooth jazz (Gruppo A3, n = 23), e nessuna musica (Gruppo A4, n = 0).

Nel gruppo B i 100 pazienti sono stati suddivisi in modo randomizzato in uno dei quattro sottogruppi: musica classica (Gruppo B1, n = 25), musica moderna rilassante (Gruppo B2, n

= 25), smooth jazz (Gruppo B3, n = 25), nessuna musica (Gruppo B4, n = 25).

La musica scelta è stata selezionata da tre CD, ed è stata trasmessa tramite un altoparlante nel laboratorio cardiaco. La musica per tutti i gruppi è stata scelta utilizzando i seguenti criteri di inclusione: musica strumentale, con un tempo di 60-80 battiti al minuto, senza alcun ritmo irregolare e basso range di contrasti dinamici.

Il volume è stato regolato in base a specifici limiti che permettessero la comunicazione tra operatore, infermiere e paziente. Il cd di musica classica (Gruppi A1 e B1) conteneva 16 composizioni di Johann Sebastian Bach, George Frederic Handel e Wolfgang Amadeus Mozart; il cd con la musica moderna rilassante (Gruppi A2 e B2) conteneva 10 composizioni tra Christopher Franke, Arvo Part ed Erik Satie; infine il cd con smooth jazz (Gruppi A3/B3) conteneva 13 composizioni di Keith Jarrett e Till Bronner.

La durata di esposizione alla musica o nessuna musica è stata la stessa in tutti i gruppi.

I risultati rivelano che l'effetto ansiolitico della musica in questo contesto può essere riassunto come altamente significativo.

Lo studio mostra che le caratteristiche compositive della musica (tempo tranquillo, melodie predominanti, dinamiche controllate) sono state scelte appropriatamente all'interno dei tre stili di musica.

Tutti i pazienti che hanno ricevuto la musica hanno significativamente ridotto il loro livello di ansia ($p<0.0001$) rispetto ai pazienti che non hanno ascoltato la musica.

Le differenze nei valori di ansia nel gruppo B (con musica assegnata) risultate più basse rispetto al Gruppo A (musica scelta individualmente) sono sorprendenti.

Questo contraddice la comune visione che la musica scelta dai pazienti possa creare più benefici ansiolitici. La grande differenza nella riduzione dell'ansia del Gruppo B rispetto ai pazienti che hanno scelto individualmente la musica (Gruppo A) indica anche che cedere la responsabilità di scelta non è stato percepito negativamente come una perdita di controllo, e quindi di nessun svantaggio terapeutico. Come conferma di opinioni esistenti, il gruppo di pazienti che hanno ascoltato musica hanno mostrato livelli più bassi nella frequenza respiratoria e nella pressione arteriosa, rispetto a coloro che non hanno ascoltato musica.

In conclusione la superiorità ansiolitica della musica rispetto all'assenza di musica è stata confermata, con ottimi risultati anche dal punto di vista della riduzione di parametri fisiologici quali la pressione arteriosa e la frequenza respiratoria. La libertà di scelta della musica non ha offerto nessun vantaggio ai pazienti del gruppo A.

In uno studio condotto a Stoccolma da Brigman et al. (2009) è stato confrontato l'effetto della musica con quello di benzodiazepine per la riduzione dell'ansia in persone che si dovevano sottoporre a intervento chirurgico

I pazienti che attendono la chirurgia solitamente sperimentano vari gradi di ansia che lo staff anestesiologico tenta di ridurre provvedendo con farmaci ansiolitici. I farmaci ansiolitici, tra cui le benzodiazepine, sono efficaci, ma molti pazienti mostrano effetti indesiderati dopo la loro somministrazione, come amnesia prolungata, agitazione ed iperattività. L'amnesia può essere fastidiosa perché il paziente può non ricordare le informazioni fornite oralmente prima della dimissione dall'ospedale. Specialmente nella chirurgia elettiva giornaliera è importante che il paziente non sperimenti effetti collaterali associati alla somministrazione di questi farmaci, nonostante in molti ospedali, si utilizzi il midazolam per bocca come premedicazione standard.

Il rilassamento indotto dalla musica è stato studiato nel contesto chirurgico pre-intra e post-operatorio ma questo è il primo studio che confronta gli effetti della musica con quelli prodotti dalle benzodiazepine (diazepam) nel periodo preoperatorio.

La musica è risultata essere più rilassante quando mima il battito cardiaco a riposo, cioè ha un ritmo di 60-80 battiti al minuto, senza una dinamica eccessiva della melodia.

La musica che contiene parole dovrebbe essere evitata per il suo potere di attivare la persona e distrarla.

Conseguentemente, nel presente studio si è indagato se la musica rilassante abbia un effetto ansiolitico maggiore rispetto all'effetto della dose standard di midazolam somministrato come premedicazione, durante il periodo preoperatorio in pazienti che si sottopongono a chirurgia.

Sono stati reclutati 327 pazienti (n = 327), dai 18 anni di età in su, in prossimità di sottoporsi a day surgery e sono stati suddivisi in due gruppi in modo casuale (figura 12): il gruppo della musica (n = 177) e il gruppo di somministrazione del midazolam (Midazolam Group, n = 150).

Nel gruppo di controllo i pazienti hanno ricevuto la premedicazione standard per via orale di 1 mg/ml di Midazolam.

Quelli più giovani di 60 anni con ASA 1-2 sono stati medicati con 0.1 mg/pro kg mentre quelli superiori a 60 e anziani o con ASA 3-4 è stato dato 0.05 mg/pro kg.

Nel gruppo della musica i pazienti sono stati invitati a scegliere una delle sei musiche differenti proposte loro.

Ogni cd era formato da 80 minuti di musica.

Tutti i brani non contenevano parole e avevano un ritmo di 60-80 battiti al minuti.

I pazienti nel gruppo sperimentale hanno ascoltato la musica con un lettore cd e le cuffie, in modo da poter modificare il volume in modo autonomo.

In entrambi i gruppi i pazienti erano distesi sul letto nell'area preoperatoria durante l'intervento. Da tre a cinque minuti prima che i pazienti venissero portati nella camera operatoria, sono stati registrati per tutti i pazienti il livello di ansia, la pressione arteriosa e la frequenza cardiaca, sia prima che dopo l'intervento di entrambi i gruppi.

Molti hanno effettuato l'anestesia generale e avevano già avuto precedenti esperienze di chirurgia. L'intervento è risultato durare 42 minuti nel gruppo della musica e 51 minuti nel Midazolam Group. La differenza nel punteggio dell'ansia tra i due gruppi alle caratteristiche base (prima dell'intervento) non era statisticamente significativa.

I risultati mostrano che il punteggio di ansia è diminuito significativamente nel gruppo della musica ($p<0.001$) rispetto al Midazolam Group. La frequenza cardiaca è diminuita maggiormente nel gruppo della musica, mentre la pressione sistolica e la pressione arteriosa media sono diminuite significativamente nel gruppo del Midazolam.

Tuttavia, non c'è stata differenza significativa nel decremento della pressione diastolica in entrambi i gruppi .

Una possibile spiegazione dei risultati sta nel fatto che la musica ha avuto effetti immediati, mentre l'insorgenza degli effetti conseguenti alla somministrazione di midazolam per via orale non è immediata.

Inoltre, la durata dell'intervento chirurgico può aver influenzato i risultati. E' evidente poi la differenza negli effetti collaterali del midazolam rispetto alla musica; la musica infatti non ha effetti collaterali.

In conclusione la musica induce un rilassamento nel paziente che porta conseguentemente a ridurre l'ansia in larga misura rispetto al midazolam prima dell'intervento.

Questo è il primo studio che mostra come un trattamento non farmacologico dia migliori risultati rispetto ad un intervento farmacologico.

Questo studio suggerisce inoltre che la miglior scelta per l'intervento di music medicine sia musica calma, cioè con 60-80 battiti al minuto, lo stesso ritmo che ha il cuore a riposo.

CAPITOLO 5

PSICONEUROENDOCRINOIMMUNOLOGIA DELLA MUSICA

Gli effetti della musica sulla salute umana hanno radici lontane in diverse tradizioni culturali e diverse società. Solo di recente la comunità scientifica sta cercando di capire nel dettaglio quali sono le funzioni neuropsicologiche che sono coinvolte nella percezione della musica e come questi meccanismi possono interagire con l'omeostasi e come riescono a potenziare i processi di salute.

Come abbiamo visto in precedenza, ci sono caratteristiche strutturali comuni del suono che hanno la capacità di far percepire in senso universale la dimensione della musicalità ovvero ci sono delle informazioni fondamentali del suono che producono effetti universali (McDermott J, 2008).

Questa caratteristica percettiva universale dell'uomo dipende in maniera primaria dall'anatomia e dalla fisiologia degli organi di senso e del cervello che sono comuni in tutti gli umani (Kandel E, 2012).

Un tipico esempio di effetti musicali universali sono le filastrocche: ogni cultura di ogni parte del mondo ha un genere di musica che ha lo scopo di tranquillizzare i neonati e i bambini attraverso la ripetizione di sequenze con la stessa tonalità, con ritmi lenti (McDermott J, 2008).

Le basi neuropsicologiche dell'azione della musica non sono ancora del tutto chiare, in particolare i meccanismi cognitivi coinvolti sono estremamente complicati.

Infatti questi meccanismi sono spesso difficili o impossibili da isolare all'interno di un protocollo sperimentale.

Gli effetti di rilassamento, di distrazione, di focus dell'attenzione, i contesti sociali e culturali sono tutte variabili che possono essere studiate in relazione agli effetti neuropsicologici della musica (Trainor LJ et al., 2008). Indubbiamente il cervello rappresenta il centro di regolazione di tutti i processi vitali; il cervello ha capacità di regolare direttamente o indirettamente il sistema endocrino, il sistema immunitario attraverso il sistema autonomo con effetti sul sistema cardiovascolare e respiratorio.

In particolare, l'ascolto musicale può influenzare, attraverso un sistema di regolazione fisiologica, diversi parametri cardiovascolari, respiratori, endocrini e immunologici.

Il cervello non solo coordina e regola, ma monitora tutti i parametri fisiologici per garantire l'omeostasi del sistema.

Di conseguenza tutte queste funzionalità del cervello possono, teoricamente, essere considerate come solida base neuropsicologica degli effetti della musica sulla salute e sulla clinica.

Uno dei sistemi fortemente influenzati dalle funzioni cognitive ed emotive è il sistema cardiovascolare, il quale è fortemente collegato al sistema nervoso autonomo.

Quando è presente un ascolto musicale si possono attivare importanti effetti secondari sul sistema cardiovascolare.

4.1. Framework concettuale PNEI

Il più potente e più usato modello concettuale che spiega gli effetti della musica sull'essere umano è quello psiconeuroendocrinoimmunologico (PNEI).

Questo modello è caratterizzato da una forte integrazione e connessione in senso circolare e in feedback tra i vari sistemi sopra elencati e include diversi passaggi: quando il sistema uditivo riceve l'onda musicale, in maniera integrata e connessa si attivano i quattro sistemi fisiologici con effetti successivi di tipo psicologico e fisiologico.

Come si può intuire la musica potrebbe avere, attraverso questa modalità, potenti effetti su svariate problematiche cliniche stabilizzando o alleviando la sintomatologia.

Il modello concettuale considera contemporaneamente e in maniera integrata gli aspetti fisiologici e psicologici i quali sono prodotti attraverso queste sequenze fondamentali:

a) il suono è percepito dal sistema uditivo dove gli elementi tempo, tonalità, timbro, durata e altezza sono ricodificati come segnali neuronali;

b) i segnali neuronali raggiungono il sistema nervoso centrale dove vengono integrati con altri segnali neuronali e successivamente inviati al sistema nervoso autonomo, al sistema endocrino, al sistema immunitario in modalità bidirezionale (Chanda ML et al., 2013;

c) tutti i sistemi coinvolti influenzano direttamente gli stati fisiologici e psicologici dell'essere umano;

d) la nuova condizione prodotta da questa azione complessa della musica può migliorare diversi outcomes clinici sia in maniera diretta che indiretta.

Questo modello spiega come l'ascolto della musica può avere diversi effetti terapeutici come per esempio il miglioramento della pressione arteriosa, della frequenza cardiaca, un miglioramento dei sintomi somatici, della qualità del sonno, dell'ansia, della depressione e di alcuni problemi cognitivi.

5.2. Percezione della musica

La percezione della musica a livello base dipende fondamentalmente dall'interazione del sistema uditivo e di specifiche regioni centrali del cervello. Infatti la percezione di dissonanza o consonanza musicale proviene primariamente dalla membrana basilare della coclea la quale, vibrando, produce successivamente delle strutture nei nervi uditivi (Trainor LI et al., 2008). Dunque il segnale neuronale è generato dalle vibrazioni della coclea, trasmesso ai nervi uditivi, procede all'interno del tronco cerebrale (Bidelman GM et al., 2009) e successivamente sia alle aree neuro corticali primarie (Area Brodmann 41 e 42) e secondarie (Area Brodmann 22) entro i lobi temporali coinvolgendo infine i processi cognitivi (Bendor D et al., 2005).

Le caratteristiche neuroanatomiche del sistema uditivo e cerebrale nonché le vie fisiologiche interessate dalla percezione sonora sono comuni in tutti gli esseri umani, dunque la percezione della musica dovrebbe far riferimento a un concetto di struttura universale che dovrebbe essere indipendente dal background culturale, dall'età e dalle preferenze personali dell'ascoltatore.

Questa deduzione non è corretta: infatti per spiegare le influenze della musica non ci si può limitare alla perfetta conoscenza del sistema PNEI in maniera isolata; gli effetti sono dovuti invece alla connessione ed interazione in tempo reale tra il sistema PNEI e i contesti culturali e sociologici presenti nell'individuo durante l'ascolto della musica.

È comunque opportuno evidenziare che la musica ha sempre un'interazione diretta sia con strutture neuronali coinvolte nei processi cognitivi e sia nelle strutture presenti nel tronco cerebrale (Bidelman GM et al., 2009).

5.3. Effetti cardiovascolari

Come descritto in letteratura gli effetti rilassanti di una musica soft sono dovuti all'attivazione del sistema parasimpatico e all'attenuazione del sistema simpatico (Okada K et al., 2009; Da Silva SA et al., 2014).

Le conseguenze fisiologiche della riduzione dell'attività simpatica sono la riduzione della frequenza cardiaca, una riduzione del lavoro cardiaco e un miglioramento della stabilità elettrica ventricolare (Bernardi L et al., 2009).

Queste condizioni riducono la suscettibilità di aritmie e potenzialmente riducono il rischio di arresto cardiaco (Jouven X et al., 2005)

L'ascolto musicale potrebbe essere visto come una terapia complementare da associare in sinergia con l'utilizzo dei farmaci betabloccanti.

Ulteriori effetti della musica sul controllo autonomico, dovuto all'ascolto di musica rilassante, sono legati alla componente della frequenza alta della variabilità della frequenza cardiaca, la quale incrementa in potenza indicando così una riduzione dell'attività parasimpatica. Un ulteriore indicazione è quella rappresentata dal rapporto tra frequenza bassa\frequenza alta della variabilità della frequenza cardiaca la quale si riduce indicando una riduzione del tono simpatico (Okada K et al., 2009).

L'ascolto di musica rilassante può anche ridurre nel plasma i livelli di adrenalina e noradrenalina (Conrad C et al., 2007), due proteine fortemente impattanti per il sistema cardiovascolare.

In ratti ipertesi, l'ascolto di musica rilassante (la sinfonia n. 40 di Mozart) ha prodotto una riduzione della frequenza cardiaca e un miglioramento di diversi parametri cardiologici (Lemmer B, 2008). Similmente, in ratti con valori ipertensivi l'ascolto di musica rilassante, ha prodotto una riduzione della pressione arteriosa (Sutoo D et al., 2004); dunque queste condizioni di miglioramento di parametri cardiovascolari mostrano come la musica abbia un effetto di tipo protettivo sul sistema cardiovascolare (Abbate A et al., 2015).

Nello studio di Ferreira LL et al. (2015) furono esaminati i parametri autonomici cardiaci attraverso la misurazione della variabilità della frequenza cardiaca dopo una stimolazione uditiva con musica classica o con musica heavy metal. Sorprendentemente diversi indicatori del tono autonomico globale erano incrementati indicando un attivazione del sistema simpatico e parasimpatico. Questo risultato indica come particolari musiche classiche possono causare, non solo l'attivazione del parasimpatico, ma anche l'attivazione del simpatico.

All'interno di questo importante studio una possibile fonte di bias è nel genere, il quale poteva essere stato un fattore confondente considerando che sono state arruolate solo giovani donne (Ferreira LL et al., 2015).

Il fattore confondente del genere è stato probabilmente individuato anche in un altro studio nel quale la stimolazione uditiva con musica heavy metal decrementava sia il simpatico che il parasimpatico nella modulazione della frequenza cardiaca negli uomini (Da Silva SA et al., 2014).

In un altro studio l'esposizione al rumore bianco, un particolare rumore caratterizzato dall'assenza di periodicità e da ampiezza costante delle frequenze, può decrementare l'attività del parasimpatico. La successiva riduzione della variabilità della frequenza cardiaca, all'esposizione di differenti stili musicali, potrebbe essere una conseguenza di livelli sonori equivalenti indipendente dai vari stili musicali (Roque AL et al., 2013)

Molto interessante, all'interno del genere musica rilassante, lo stile new age il quale può comportarsi in maniera simile alla musica heavy attraverso un incremento del rapporto tra le basse e le alte frequenze della variabilità della frequenza cardiaca (Perez-Lloret S et al., 2014).

Nello studio di Okada et al. (2009), i risultati hanno mostrato come la musica, non solo ha incrementato il tono parasimpatico e ridotto i livelli di citochinine, ma ha anche prodotto una riduzione di eventi clinici avversi in pazienti cardiovascolari.

5.4. Effetti endocrini e neurochimici della musica

La riduzione dell'attività simpatica dovuto all'ascolto di musica rilassante produce una riduzione dei livelli di catecolamine plasmatiche e di conseguenza una riduzione della tachicardia e dell'ansia (Kaye D ., 2005).

L'ascolto di musica rilassante riduce le attività in molte strutture cerebrali, inclusa l'amigdala, l'ippocampo, il giro para ippocampale e i lobi temporali.

Questa condizione, a sua volta, promuove una riduzione dei livelli di cortisolo Barber P et al., 2007; Yamamoto M et al., 2007) e conseguentemente una riduzione della condizione di stress fisica e psicologica (Koelsch S et al., 2011).

Di conseguenza, non sorprende che l'ascolto di musica rilassante può decrementare i punteggi sulle scale State e Trait Anxiety Score (Ventura T et al., 2012).

I livelli plasmatici di altri fattori neurormonali sono incrementati a seguito dell'ascolto di musica rilassante, come l'ossitocina e l'ormone della crescita (Chanda ML et al., 2013).

L'ossitocina è un neuropectide che è legato alla regolazione dei comportamenti sociali (Insel TR et al., 2010); dunque un incremento di ossitocina potrebbe essere considerata una base neurofisiologica per il miglioramento dei rapporti sociali (Chanda ML et al., 2013).

L'ascolto di musica rilassante agisce anche a livello dei vasi arteriosi; questa azione può essere attribuita all'innalzamento delle beta-endorfine mediate dall'attivazione e rilascio dell'ossido nitrico endoteliale (Stefano GB et al., 1995) oppure da effetti sui livelli ormonali (Nilsson U et al., 2009).

La funzione endoteliale agisce e regola l' elasticità, la dimensione e il tono delle arterie (McEnjery CM et al., 2006).

La ricerca mostra che l'ascolto di musica allegra è associata a un incremento del flusso dell'arteria brachiale grazie ad un'azione di dilatazione. In aggiunta a questa vasodilatazione è presente un decremento della velocità di impulso dell'onda all'interno dell'arteria carotidea e femorale che è un indice di rigidità arteriosa. Dunque il meccanismo principale di questi effetti positivi sulle proprietà dei vasi arteriosi avvengono attraverso la dilatazione delle arterie e arteriole di piccole e medie dimensioni (Vlachopoulos C et al., 2015).

Un altro studio ha mostrato che l'ascolto di musica rilassante ha ridotto la condizione di stress nei pazienti che avevano subito interventi di chirurgia cardiaca in associazione alla riduzione della pressione arteriosa e della frequenza cardiaca. I miglioramenti di questi fattori, critici nei pazienti cardiovascolari, riducono eventuali ricoveri ospedalieri (Byers JF et al., 1997).

In un altro studio sull'ascolto di particolari musiche, i risultati hanno evidenziato un incremento della funzionalità dei ricettori μ-oppioidi e un decremento dei livelli di citochinine. Dunque la riduzione della percezione del dolore post operatorio è probabilmente associato all'ascolto di musica nei pazienti chirurgici (Stefano GB et al., 2004).

Tutti questi risultati mostrano chiaramente che l'ascolto di musica rilassante può costituire un potenziale strumento di miglioramento e di riequilibrio della componente fisiologica e psicologica.

5.5. Effetti sul sistema immunitario

L'ascolto di musica rilassante può modulare il sistema immunitario, riducendo i segnali pro infiammatori e incrementando i livelli delle IgA (Suzuki M et al., 2005).

Particolari musiche possono ridurre i livelli plasmatici delle interleuchine-4, -6, -10, -13 e il TNF (fattore di necrosi tumorale) (Kimata H, 2005), aumentare i livelli delle cellule Natural Killer (Bittman BB et al., 2001), aumentare i livelli delle cellule CD8+T (Hirokawa E et al., 2002; Staricoff RL et al., 2002) e decrementare i livelli delle istamine (Keir A et al., 2010; Wachi M et al., 2007). Considerando che l'equilibrio simpatico-vagale ha effetti diretti sulla modulazione del sistema immunitario attraverso un meccanismo definito Neuro-immune-reflex (Andersson U et al., 2012; Martelli D et al., 2014) gli effetti benefici sul sistema cardiovascolari prodotti dall'ascolto della musica rilassante possono essere considerati molto importanti per le persone che soffrono di questi problemi. Questo grazie all'attivazione in parallelo dell'asse neuro immunitario e del sistema ormonale immunitario.

Considerando l'attivazione del sistema immunitario (Ikonomidis I et al., 2005; Murray DR et al., 2003) gli effetti della musica possono essere considerati equivalenti a una strategia addizionale e sinergica per il miglioramento delle condizioni cliniche e un riequilibrio del sistema immunitario (Suzuki M et al., 2005; Kimata H, 2003; Bittman BB et al., 2001; Hirokawa E et al., 2003; Staricoff RL et al., 2002; Kejr A et al., 2010; Wachi M et al., 2007).

5.6. Effetti cognitivi

Gli effetti cognitivi dell'ascolto della musica sono molto complessi e eterogenei in quanto coinvolgono molti aspetti della personalità individuale, il mondo emozionale, la cultura, le preferenze personali e le esperienze musicali (Trainor LJ et al., 2008).

È ampiamente accettato che l'ascolto della stessa musica può creare differenti reazioni cognitive in base alle differenze e alle preferenze dei soggetti, ma è anche importante rilevare che anche gli aspetti genetici e neurofisiologici sono coinvolti in maniera fondamentale sul tipo di reazione che il soggetto ha durante l'ascolto della musica (Trainor LJ et al., 2008).

Da un punto di vista neurofisiologico la musica può influenzare le attività relative al processamento dell'informazione, della memoria di apprendimento, della memoria a breve e lungo termine e dell'apprendimento verbale e motorio (Verwey WB, 2001 ; Peterson DA et al., 2003)

In riferimento all'organizzazione funzionale delle strutture cerebrali, la musica può giocare un ruolo nella plasticità cerebrale (Kraus N et al., 2010) e influenzare l'abilità del cervello nel conservare tale plasticità in età adulta, permettendo il recupero dell' apprendimento verbale e delle funzioni mnemoniche come descritto in pazienti con stroke (Ricker JH et al., 2001). Inoltre, la musica influenza la plasticità cerebrale durante la comunicazione verbale interessando i parametri di intonazione (Shahin A, 2003), i parametri ritmici e influenzando l'informazione del network corticale e conseguentemente è direttamente coinvolto nelle funzioni di apprendimento e di memoria (Marié RM et al., 2001; Sweet LH et al., 2004).

Molti studi hanno mostrato che la musica può migliorare la memoria (Ho YC et al., 2003; Jakobson LS et al., 2003) inclusa quella degli anziani (Simmons-Stern NR et al., 2012).

Studi condotti con misurazioni fisiologiche (Garret D et al., 2003) e con analisi spettrale dell'elettroencefalogramma (Basar E et al., 1999; Niedermeyer E et al., 1999) hanno mostrato come l'ascolto musicale può influenzare l'attività del network neuronale nelle regioni cerebrali interagendo direttamente con la funzione della memoria verbale e nella plasticità (Maess B et al., 2001; Peretz I, 2002; Peterson DA et al., 2002).

La memoria è strutturata in un pattern sequenziale temporale e questo pattern presenta similitudini con la musica la quale ha struttura temporale e sequenziale; queste similarità possono indurre possibili miglioramenti nella funzione della memoria (Conway CM et al.,2009).

L'ascolto della musica promuove una profonda decodificazione nei processi della memoria, miglioramenti nel recupero della memoria (Thaut MH, 2005) e evoca il richiamo di informazioni autobiografiche (Ford JH et al., 2011).

L'ascolto della musica ha presentato effetti positivi in particolare nei pazienti con problemi di memoria (Cavaco S et al., 2012) e nei pazienti con disabilità nell'apprendimento (Kern P et al., 2007).

Un possibile meccanismo che spieghi le diverse azioni neurologiche innescate dall'ascolto della musica potrebbe essere il fenomeno della sincronizzazione dei ritmi intrinseci all'interno dei nuclei soprachiasmatici producendo un miglior bilanciamento dello stato fisiologico (Bernardi L et al., 2011).

È da evidenziare che ogni miglioramento della memoria all'interno della popolazione anziana è un fattore cruciale nella percezione del senso di benessere (Burrai F et al., 2014).

5.7. Effetti sul sonno

La musica è una delle strategie non-farmacologiche più utilizzate per favorire il sonno.

Come abbiamo visto la musica può ridurre l'ansia e con essa anche l'eccitazione psicologica prima del sonno e quindi può migliorare le precondizioni del sonno; inoltre la musica può ridurre la frustrazione e il terrore associato ai disturbi del sonno (De Niet G et al., 2009). L'utilizzo della musica può servire anche nei pazienti con disturbi cronici del sonno, la cui frustrazione di non essere capace di addormentarsi può essere un fattore incessante.

De Niet G et al. (2009) hanno svolto una meta-analisi il cui scopo era quello valutare l'efficacia del rilassamento music-assisted (MAR, assistito dalla musica) sulla qualità del sonno nelle persone adulte e anziane con disturbi di sonno, con o senza altri disturbi medici.

Questa meta-analisi è stata condotta utilizzando i dati di cinque studi (N= 5) RCTs (randomized controlled trials). I criteri di selezione hanno incluso studi eseguiti in una popolazione di adulti (18-60 anni) o in persone anziane (60 o più) con disturbi primari del sonno o associati ad altre condizioni mediche. Sono stati esclusi studi che coinvolgevano l'utilizzo attivo della musica come suonare strumenti. Infine sono state escluse persone con problemi neurologici o disturbi cognitivi severi. In questo contesto la musica utilizzata è stata ascoltata con un lettore CD/DVD o mp3. La musica è stata intenzionalmente applicata per favorire la qualità del sonno in modo passivo, consistente nell'ascoltare musica durante il riposo o in uno stato di rilassamento. Il rilassamento music-assisted negli studi selezionati è stato offerto con musiche preferite, selezionate dai pazienti, o con musica standard che è stata intenzionalmente composta per rilassare. Molte persone trovano rilassante un ritmo lento senza forti battiti.

Gli studi hanno incluso un totale di 308 partecipanti (n= 308) collocati nei due gruppi con il metodo random: 170 nei gruppi di intervento (n= 170) e 138 partecipanti nei gruppi di controllo(n = 138).

Tre studi hanno coinvolti pazienti in un contesto clinico ospedaliero, uno è stato eseguito in una comunità per anziani ed un altro è stato condotto tra studenti universitari.

La durata degli interventi è variata da 20 a 45 minuti per sessione e il periodo di follow-up ha coperto un tempo dalle due alle tre settimane.

In tutti gli studi inclusi, l'efficacia degli interventi è stata misurata con una scala soggettiva di autovalutazione.

I risultati mostrano che il rilassamento music-assisted è un efficace aiuto per migliorare la qualità del sonno dei pazienti in varie condizioni di salute.

La meta-analisi fornisce un supporto scientifico per definire l'efficacia dell'utilizzo sistematico del rilassamento music-assisted sulla qualità del sonno.

Purtroppo nessuno degli studi ha fornito dati che ne valutino l'efficacia a lungo termine, ma i risultati nel breve tempo sono sorprendenti.

Un altro aspetto importante è che l'ascolto della musica non presenta effetti avversi, pertanto sanitari e gli psicologi possono utilizzare i risultati e applicarli nella loro professione e consigliarlo alle persone con disturbi del sonno in modo fortemente raccomandato.

CAPITOLO 6

MUSIC MEDICINE E AREA CRITICA

La music medicine è una disciplina che utilizza l'elemento sonoro/musicale all'interno della relazione utente/operatore in un processo sistemico di intervento con finalità preventive, riabilitative e terapeutiche.

Quando si applica la music medicine nelle terapie intensive si riscontra il problema degli ambienti fisici, costantemente saturi di suoni e rumori, in aggiunta al livello sonoro prodotto dall'équipe assistenziale.

Uno degli approcci più utilizzati nelle terapie intensive, si basa sul modello dell'ISO sonoro di R.Benezon che abbiamo introdotto nel capitolo 2.

Secondo tale modello, la storia vitale di ogni individuo contiene un mondo sonoro soggettivo e unico: tale dimensione è definita dal principio dell'ISO. L'ISO è definito come l'insieme infinito di energie sonore, acustiche e di movimento, è il vissuto sonoro e l'immagine sonora di ogni soggetto.

L'ISO è rappresentato dai suoni arcaici, ancestrali ereditati geneticamente e contenuti a livello inconscio (il ritmo dato dal battito cardiaco o i suoni atavici della natura), dall'ISO gestaltico (che contiene i vissuti sonori del concepimento, come per esempio la voce della madre, il flusso sanguigno, i suoni esterni portati dal liquido amniotico, i rumori del corpo della madre), dall'ISO complementare (con energie sonore e musicali prodotte dalle influenze ambientali) e infine dall'ISO gruppale, (rappresentato dal mondo sonoro e musicale prodotto durante l'interazione con un particolare gruppo culturale, per esempio le differenze sonore tra occidentali ed orientali).

La music medicine diventa quindi un intervento complesso che lavora sugli strati profondi del paziente, cercando di entrare in comunicazione con tutte queste energie sonore, disponibili per una comunicazione non verbale con il paziente anche in coma.

L'obiettivo è dunque stimolare e stabilire un contatto, facilitare il recupero della coscienza, sintonizzarsi con il suo mondo interiore attraverso l'elemento sonoro-musicale.

Nelle terapie intensive, o nei pazienti critici che non possono comunicare, gli approcci base di music medicine prevedono l'uso di cd contenenti generalmente una decina di brani per la durata di 30 o 40 minuti di musica o suoni che il paziente gradiva o ascoltava abitualmente.

Per il reperimento delle informazioni sul mondo sonoro del paziente, è indispensabile porre domande ai familiari, seguendo una scheda di raccolta dati per **l'anamnesi sonoro-musicale**. Reperire per esempio informazioni sulle tradizioni musicali del luogo di origine del paziente, sulle competenze musicali, sulle sue preferenze, sull'esistenza di registrazioni sonore delle voci del paziente e dei familiari, sui programmi radio e televisivi preferiti, sul volume di ascolto della musica, sulle musiche che provocavano rilassamento o tensione. Ovviamente questo è solo un esempio delle schede di raccolta dati, le quali indagano diversi aspetti del mondo sonoro del paziente.

L'ascolto del cd avviene tramite cuffie che permettono di isolare il paziente dai rumori del reparto, con ascolti completi di tutte le tracce.

La somministrazione può essere fatta anche dai familiari, rispettando i protocolli di intervento.

Oltre alla presenza di musica preferita dal paziente, saranno inseriti nella track-list voci, suoni e rumori legati alle attività di vita del paziente o che per lui possano rappresentare particolari significati, nonché suoni e musiche indicate da ricerche scientifiche in relazione allo stadio clinico del paziente critico. Non è indicato l'utilizzo di musiche contenenti loop, groove o fortemente ritmiche, perché hanno carattere ipnotico.

L'intensità del volume può essere medio alta.

Gli ascolti devono essere effettuati tutti i giorni, due volte al giorno.

Per il monitoraggio del paziente durante e dopo l'ascolto del cd, si devono registrare i parametri fisiologici, normalmente monitorati per i pazienti in coma attraverso la Glasgow Coma Scale.

Attraverso questo tipo di intervento si cerca di portare al paziente contenuti di elevato valore emotivo e affettivo, in condizioni in cui il soggetto è in parziale contatto con l'ambiente esterno, dunque con perdita dei confini spazio temporali, in uno stato di fragilità e vulnerabilità per la perdita dell'integrità individuale.

Nei pazienti in stato vegetativo gli interventi iniziano con l'utilizzo della voce, attraverso l'improvvisazione di melodie cantate di stampo infantile, dunque con strutture musicali elementari e semplici ma strategicamente sintonizzate sulla tipologia e sulla frequenza del respiro del paziente. Questo è il primo punto di contatto: la voce, a partire dalla vita fetale, è l'esperienza sonora primaria che consente un contatto più diretto.

Se durante le sedute di music medicine il paziente manifesta una sequenza di movimenti, anche involontari o casuali, essi diventano subito lo spunto per cercare un adatto strumento sonoro da far suonare durante quel comportamento motorio, per esempio posizionando delle sonagliere sulle caviglie o sul polso o un piccolo tamburo appoggiato sulle mani. Questa produzione sonora, anche non volontaria, può rappresentare una prima via, un valore espressivo del paziente e una primordiale strada per un feed-back da sviluppare durante le sedute.

Numerosi sono gli studi di carattere psicologico e medico sugli effetti della musica in area critica.

Twiss et al. (2006) nel loro studio RCT, hanno rilevato che l'ascolto di musica in pazienti anziani sottoposti a chirurgia cardiovascolare determinava valori inferiori nei livelli di ansia (F = 5.57, p = .022) e tempi ridotti di intubazione postoperatoria (F = 5.45, p = .031).

Stubbs (2005), in seguito a interventi con la musica, osserva una induzione di stati di rilassamento e calma nel periodo post ventilazione meccanica.

Lo studio di Cardozo (2004) riscontra nell'uso dei suoni armonici, un intervento strategico per ridurre i livelli di dolore e di ansia nei pazienti in terapia intensiva, mentre Alemrud et al. (2003) rilevano in pazienti sottoposti a ventilazione meccanica, una diminuzione della pressione arteriosa sistolica e diastolica durante la sessione di music medicine, ed un corrispondente incremento dei valori pressori al termine del trattamento.

Murrock (2002) rileva in pazienti in fase riabilitativa post chirurgica da innesto di bypass aorto-coronarico, un significativo miglioramento dell'umore durante le sessioni sinergiche di esercizi riabilitativi e ascolto della musica (gruppo sperimentale) rispetto alla stessa tipologia di pazienti che non avevano ascoltato musica durante gli esercizi riabilitativi (gruppo di controllo).

Nello studio RCT di Lee et al. (2005), 64 soggetti in ventilazione meccanica sono stati assegnati casualmente in due gruppi: quello sperimentale era trattato con 30 minuti di ascolto di musica, mentre quello di controllo con il riposo, allo scopo di misurare l'effetto della musica sui livelli di ansia. I risultati hanno mostrato miglioramenti significativi sulla percezione dell'ansia e sul comfort;

l'elemento sonoro-musicale è indicato come strumento di best practice per l'assistenza in terapia intensiva.

Lindquist et al. (2003), evidenzia che il 96.4% degli infermieri americani usa uno o due terapie complementari tra cui la musica come strumento per la gestione dello stress e il mantenimento di un equilibrio psicofisico.

Richards et al. (2003) riscontrarono nell'uso della musica un intervento che favorisce il sonno nei pazienti critici, indicandola come un intervento sicuro e che dovrebbe essere applicato ordinariamente nell'assistenza in area critica.

Il lavoro di revisione di Iriarte Roteta (2003) condotto sui database Medline, CINHAL, Embase e PsycLit del Cochrane, per la ricerca di revisioni sistematiche e studi RCTs, individua due Random Control Trials e una revisione che rispetta i criteri di inclusione, i quali riportavano risultati indicanti differenze significative fra i gruppi sperimentali e di controllo sul post-test nella riduzione dell'ansia nei pazienti in ventilazione meccanica.

McCaffrey et al. (2002) affermano che l'utilizzo della musica rappresenta un intervento assistenziale di tipo integrale e olistico e rappresenta un intervento efficace, non invasivo che permette la promozione della salute e del benessere attraverso la riduzione del dolore, dell'ansia, favorendo il rilassamento e permettendo, attraverso l'effetto della distrazione, di ottenere effetti benefici rispetto agli stati emotivi negativi del paziente.

White (2001) afferma che la musica riduce il consumo d'ossigeno da parte del miocardio e migliora le funzioni gastrointestinali.

Sempre White (2000) afferma che l'applicazione della musica è un intervento di facile gestione, relativamente economico e non invasivo che migliora il livello di soddisfazione e diversi outcomes dei pazienti critici.

Chlan et al. (1999) rilevarono l'utilità della musica nella gestione dello stress e per una migliore percezione del controllo ambientale da parte dei pazienti critici.

Standley (1998) riscontra che l'ascolto del pezzo musicale di Brahms "Lullaby" con durate di ascolto di 15-30 minuti, per una o due volta alla settimana, da parte di neonati prematuri in terapia intensiva, aumenta il rapporto peso/ giorno sia per i maschi che le per le femmine, nonché un aumento della tolleranza agli stimoli ambientali e un aumento dello stato di calma da parte dei neonati prematuri.

Infine nello studio quasi sperimentale di Byers et al. (1997) l'ascolto di musica, in prima giornata post-operatoria, in pazienti sottoposti a chirurgia cardiaca, ha diminuito la sensibilità al rumore ambientale del reparto, la frequenza cardiaca e i valori della pressione sistolica.

CAPITOLO 7

APPLICAZIONE DELLA LIVE MUSIC MEDICINE

Tra le modalità di applicazione della music medicine, la live music medicine è sicuramente quella più avanzata e complessa.

Un intervento di live music prevede una competenza artistico musicale ben precisa per il sanitario o per lo psicologo.

Infatti questo tipo di intervento può essere applicato solo da personale con competenze strumentali di alto livello, meglio se un diplomato o laureato in musica.

La conoscenza perfetta del proprio strumento musicale, permette all'operatore di interagire in maniera dinamica con il paziente, modulando in tempo reale svariati parametri di esecuzione musicale, come per esempio il ritmo, il volume, le dinamiche, i silenzi.

L'operatore segue lo stato emozionale del paziente attraverso non solo lo strumento musicale, ma anche utilizzando il movimento del suo corpo, della sua mimica facciale, del suo respiro, il movimento degli occhi, e la sua prossemica.

Dunque la live music medicine prevede una complessità relazionale ed esecutiva nell'interazione, dove le emozioni provate dall'operatore vengono trasformate, e comunicate al paziente tramite la sinergia esecuzione strumentale ed espressione corporea.

Gli interventi di live music medicine richiedono un operatore musicista-strumentista, con solide competenze relazionali ed esperienza.

Tra gli strumenti più utilizzati ci sono l'arpa, la chitarra, strumenti a percussione e il canto.

Di seguito vengono illustrati due studi RCT, condotti nel 2012 e 2013 da Burrai F et al., in cui un' infermiera musicista-strumentista, laureata in Alta Formazione Artistica e Musicale, ha utilizzato il sax soprano e il sax contralto come strumenti di applicazione della live music medicine, in un contesto oncologico ed uno dialitico.

7.1. RCT sugli effetti della musica live con sax su parametri fisiologici, sul livello del dolore, dell'umore in pazienti con cancro

In Italia e a livello mondiale, non esistono studi in riferimento all'esecuzione di musica live con sax eseguita da sanitari o psicologi all'interno dell'assistenza su pazienti ricoverati in un unità operativa oncologica.

Da secoli l'uomo conosce gli effetti terapeutici della musica sull'asse psicosomatico (Lai HL et al., 2006) e negli ultimi due decenni l'utilizzo della musica nell'assistenza è notevolmente aumentata (Richards T. et al., 2007).

Diversi studi hanno presentato risultati positivi sull'uso della musica in diverse problematiche assistenziali in campo oncologico (Mahon EM et al., 2015; Robb SL et al., 2008) soprattutto nella riduzione del dolore (Li XM et al., 2011; Beck SLC, 1991) sul miglioramento dell'umore e dell'ansia (Lin MF, 2011; Cassileth et al., 2003; Harper EI, 2001) e in generale sul miglioramento della qualità di vita nei pazienti con cancro (Hilliard RE et al., 2003)

L'utilizzo della musica è un intervento infermieristico classificato nella Nursing Interventions Classification (Dochtermen JM et al., 2004) ed è un intervento olistico presente nelle raccomandazioni di grado A del Joanna Briggs Institute (2011) in cui l'utilizzo della musica rappresenta forte supporto complementare che merita di essere applicato nell'assistenza (grado di raccomandazione A), e infine rappresenta un'importante opzione terapeutica nei pazienti con cancro (Ostermann T, 2012)

L'obiettivo di questo studio era quello di determinare gli effetti della musica live con sax su alcuni parametri fisiologici, sul livello del dolore e dell'umore in pazienti con cancro.

In accordo la stima della grandezza del campione, fatta utilizzando il Mann-Whitney test, sono stati reclutati 52 pazienti ricoverati presso l'Oncologia Medica Martoni del Policlinico Sant'Orsola Malpighi di Bologna.

I pazienti sono stati randomizzati e assegnati ad un gruppo sperimentale e a un gruppo di controllo.

I criteri di inclusione erano: età > ai 18 anni, capacità cognitive integre, funzionalità uditiva integra, non utilizzo di protesi uditive e il consenso del partecipante allo studio.

Il gruppo sperimentale riceveva l'assistenza infermieristica standard e la performance musicale live con sax della durata di 30 minuti mentre il gruppo di controllo riceveva solo l'assistenza infermieristica standard.

I valori dei parametri fisiologici di pressione arteriosa sistolica e diastolica, frequenza cardiaca, glicemia, saturazione dell'ossigeno, e i livelli del dolore (scala Visual Analogic Scale for pain , VASD) e dell'umore (scala Visual Analogic Scale for Mood, VASM), sono stati raccolti alla baseline e successivamente al post-test.

Le scale VAS sono affidabili, valide e sensibili come strumenti di auto misurazione delle esperienze soggettive, incluso il dolore e l'umore (Price DD et al., 1994; Good M et al., 1998; Bradt J et al., 2011).

I partecipanti del gruppo sperimentale potevano scegliere 5-6 pezzi musicali in una play list di 100 brani di carattere rilassante, allegro, vivace, che spaziavano dalla musica popolare alle musica leggera, dalla musica classica alla musica per film, dalla musica folk alla musica jazz.

I pazienti del gruppo sperimentale oltre a riceve l'assistenza infermieristica standard, ascoltavano i 5- 6 brani eseguiti in tempo reale dal vivo con il sax per una durata di circa 30 minuti.

I pazienti del gruppo di controllo ricevevano l'assistenza infermieristica standard ma non potevano ascoltare la performance musicale live con sax. Questi pazienti completavano la raccolta dati baseline e post-test nelle stesse fasi di attività del gruppo sperimentale. Nel gruppo sperimentale è stata raccolta il racconto da parte dei pazienti dell'esperienza soggettiva nel post –test.

Il campione presentava una età media di 64.5 anni (ds=12.7), con l'82.7% (n=43) formato da donne, il 76.9% (n=40) era sposato. La maggioranza aveva un livello di istruzione medio (n=23, 46.1%), e quasi tutti di religione cattolica (n= 51; 98.1%). Il 98% (n= 51) ascolta abitualmente musica, la maggioranza presenta un cancro con metastasi (n=45,86.6%), e più della metà è in terapia analgesica (n=32, 61.5%). Non c'erano differenze statisticamente significative tra i gruppi in tutti i fattori delle variabili demografiche e cliniche. Nel gruppo sperimentale la saturazione dell' ossigeno ($p = 0.003$), la VASD (p = 0.001) e la VASM (p = 0.000) migliorano significativamente nel post test, mentre nel gruppo di controllo non era osservata alcuna differenza statisticamente significativa.

Questo studio ha mostrato un incremento della saturazione dell'ossigeno statisticamente significativo. La più recente revisione sistematica Cochrane che includeva 30 trials per un totale di 1891 pazienti (Hartling L et al., 2009) indica che non si possono ancora trarre conclusioni definitive sugli effetti della musica sul livello di saturazione dell'ossigeno in adulti con cancro. Comunque, livelli di saturazione di ossigeno più elevati sono stati riscontrati in bambini nati pre-termine dopo l'ascolto di musica (Cignacco E et al., 2007).

Questo studio ha mostrato anche una riduzione della sintomatologia dolorosa nel gruppo che ha ascoltato la musica con sax statisticamente significativa. La riduzione del livello del dolore è in accordo con la revisione sistematica Cochrane sopra citata, la quale mostra come gli interventi musicali possono produrre benefici effetti sul dolore nelle persone con cancro.

Altro risultato statisticamente significativo è il miglioramento dell'umore nel gruppo che ha ascoltato la musica live con sax. Anche in questo caso i nostri dati sono in accordo con la sopraccitata importante revisione sistematica Cochrane (Bradt J et al., 2011), che mostra come gli interventi musicali possono produrre benefici effetti sull'umore nelle persone con cancro.

La musica può migliorare l'umore attraverso la connessione psicosomatica e la via psico-neuro-endocrino-immunologia (PNEI).

La musica produce rilassamento fisico (Igawa-Silva W et al., 2007), influa i livelli di morphine 6 glucuronide e interleukina-626, aumenta i livelli di endorfina, di serotonina e riduce quelli delle catecolamine (Mok E et al., 2003), incrementa le onde alfa cerebrali, crea un'atmosfera di piacere e induce stati di rilassamento psicologico, con attivazione di processi cognitivi, emotivi ed immaginativi benefici (Kemper KJ, 2005) migliorando così l'umore (Bailey LM, 1983; Barrera ME et al., 2002; Burns SJI et al., 2001).

I pazienti del gruppo sperimentale hanno espresso la loro **esperienza soggettiva** con una narrazione estremamente positiva usando frasi come: "in generale, tutte noi abbiamo riscontrato un benefico stato di rilassamento, che si è amplificato con il passare del tempo, avendo anche effetti positivi sul nostro riposo notturno…(omissis) a tal proposito riteniamo l'esperienza importante e positiva e speriamo che possa diventare un appuntamento costante e presente in tutti gli ospedali"; "ci siamo sentite diverse e ancora oggi abbiamo un altro umore e se ne parla;"… voglio esprime la mia gratitudine per aver allietato anche se per un solo pomeriggio la mia giornata, in genere sempre uguale e non certo allegra. Allietata poi in questo modo insolito e davvero geniale"; "debbo dire che la hall era gremita di persone curiose in attesa di sentire";"...tutta la hall al 5° piano era gremita e tutti hanno ascoltato in religioso silenzio le bellissime musiche suonate con il sax con entusiasmo e maestria, con il piacere di farlo per noi e per se stessa"; "penso che sia una iniziativa bellissima, da coltivare e potenziare; porta allegria ed amicizia"; "anche la mia compagna di camera eritrea conosceva le canzoni e abbiamo cantato insieme"; "dopo la musica, c'è stata più coesione in camera".

Questo studio presenta alcuni limiti. Primo, i partecipanti sono stati reclutati solo da un centro oncologico, dunque non è stato possibile comparare i dati con altri centri italiani e procedere a successive possibili generalizzazioni. Secondo, l'assenza di una raccolta dei dati a distanza di una e due settimane dal primo post-test, per studiare gli effetti nel tempo. Terzo, è stato usato solo un musicista, e questo non ha permesso di studiare eventuali differenze significative se le stesse musiche fossero eseguite da musicisti diversi nel post-test, in riferimento soprattutto all'effetto della relazione tra musicista infermiere e paziente. Questi limiti dovrebbero essere risolti nei prossimi studi.

Questo studio può portare indicazioni evidence based per l'utilizzo della musica live come intervento olistico non invasivo di tipo non farmacologico, che può essere integrato nell'assistenza soprattutto per la riduzione della sintomatologia dolorosa, per una migliore saturazione dell'ossigeno e per il miglioramento dello stato dell'umore e delle condizione psicologiche dei pazienti con cancro ricoverati in unità di oncologia medica.

L'utilizzo della musica non presenta effetti collaterali, può aiutare il paziente a connettersi con la sua più profonda esperienza interiore, migliora la loro qualità di vita, nonché il rapporto con gli altri pazienti e con l'equipe, ha un basso impatto economico, e rappresenta un miglioramento dell'immagine pubblica della professione, soprattutto negli aspetti della promozione della salute e del benessere.

7.2. RCT sugli effetti della musica live con sax su parametri fisiologici, sul livello del dolore, dell'umore in pazienti sottoposti ad emodialisi

L'insufficienza renale cronica (IRC) in stadio 5D secondo le linee quida KDOQI è caratterizzata dalla perdita graduale e irreversibile della funzionalità renale. Pertanto la perdita totale di questa determina l'obbligatorietà di un trattamento sostitutivo per consentire la sopravvivenza del paziente.

La terapia sostitutiva della funzionalità renale compromessa può essere di tre tipi: emodialisi, dialisi peritoneale, trapianto renale.

L'emodialisi prevede l'utilizzo di una tecnologia denominata filtro dializzatore, che, per mezzo di una membrana semipermeabile, depura il sangue del paziente da sostanze tossiche e liquidi in eccesso.

La connessione del paziente al filtro dializzatore avviene attraverso un circuito extracorporeo che consente di condurre il sangue del paziente da un accesso vascolare chiamato fistola artero venosa (FAV) o catetere venoso centrale (CVC) al filtro dializzatore stesso.

Il circuito extracorporeo e il filtro dializzatore sono inseriti nella macchina per emodialisi denominata rene artificiale. Il rene artificiale è dotato di comandi elettronici mediante i quali vengono prescritte le caratteristiche della seduta emodialitica: durata, quota di sangue da depurare, velocità di depurazione del sangue al minuto, tipo di tecnica di emodialisi, rimozione di liquidi da ottenere.

La seduta emodialitica dura da un minimo di 3 ore e 30 minuti a un massimo di 4 ore e 30 minuti e avviene generalmente tre volte alla settimana. L'insufficienza renale cronica, secondo stime, a livello mondiale colpisce circa il 7% di tutta la popolazione oltre 30 anni, circa 70 milioni nei paesi sviluppati del mondo. In Italia il numero varia tra l'8% e il 13%. La progressione della malattia che porta al deterioramento della funzionalità renale termina negli stadi 4 e 5 e interessa lo 0,30% e lo 0,15% della popolazione italiana adulta.

Il numero di pazienti italiani in dialisi stimato dal Censis ammonta a 42000 unità, dato destinato ad aumentare considerevolmente a causa del progressivo invecchiamento della popolazione e della migliore sopravvivenza di pazienti con malattie cardiovascolari che possono causare insufficienza renale cronica.

Nei pazienti con IRC, le complicanze più pericolose sono le malattie cardiovascolari rappresentano il 50% della mortalità e sono associate in parte agli altri fattori di rischio cardiovascolare presenti nei pazienti con IRC come l'ipertensione, il diabete, dislipidemia, e il comportamento sedentario (Foley RN et al. 1998).

I pazienti trattati con emodialisi hanno una notevole riduzione della qualità della vita (Evans RW et al.,1985; Mapes DL et al., 2003) con alta prevalenza di disturbi dell'umore(Taskapan H et al., 2005; Murtagh FEM et al., 2007) e notevoli problematiche nel funzionamento organico rispetto agli individui sani con funzione renale normale(Johansen KL et al., 2000; DeOreo PB, 1997).

La maggior parte degli studi che si interessano del miglioramento degli outcomes nei pazienti con IRC sono concentrati sull'utilizzo di farmaci e sul trattamento emodialitico (Himmelfarb J, 2010) e pochi sono gli studi sugli interventi non farmacologici attraverso l'utilizzo delle terapie complementari. Dunque, vi è una chiara necessità di trattamenti complementari, non farmacologici, per diminuire la gravità dei sintomi e migliorare la qualità della vita per i pazienti con IRC.

Le terapie complementari (CAM) applicate in emodialisi nell'ultimo decennio hanno subito un notevole sviluppo e l'uso delle CAM è comune tra i pazienti con malattia renale cronica sottoposti ad emodialisi e molti studi sottolineano l'importanza della conoscenza e della adeguata informazione dei pazienti e del personale sanitario su tali terapie (Burrowes JD et al., 2005; Yeh SC et al., 2007; Nowack R et al., 2009; Birdee GS et al., 2013; Osman NA et al., 2015).

Uno studio clinico controllato randomizzato comprendente un campione di 92 pazienti sottoposti ad emodialisi con FAV, ha dimostrato come l'aromaterapia con lavanda possa essere una tecnica efficace per ridurre il dolore dopo l'inserimento dell'ago nella fistola (Bagheri-Nesami M et al., 2014)

Inoltre l'aromaterapia risulta utile anche nella riduzione del prurito uremico (Cürcani M et al., 2014).

Alcuni studi hanno evidenziato gli effetti benefici dello Yoga in pazienti in emodialisi tra cui si citano diminuzione dello stress, fatigue, dolore, episodi ipotensivi (Yurtkuran M et al., 2007; Bennett PN et al., 2015)

Si notano miglioramenti in depressione, ansia, dolore, immunità, fatica, qualità del sonno, funzione respiratoria e glicemia con interventi di Laughter and humor therapy come visualizzazione di video divertenti, letture di racconti, clown therapy e laughter Yoga therapy (Bennett PN et al., 2014).

L'agopuntura e l'agopressione sono oggetto di numerose indagini che dimostrano come queste terapie complementari siano efficaci nel paziente con malattia renale nel ridurre il prurito uremico, fatigue, depressione, ansia, stress, qualità del sonno, sete (Che-Yi C et al., 2005; Eğlence R et al., 2013; Hmwe N et al., 2015; Kiliç Akça N et al., Choi SM, 2011; Kim KH et al., 2010; Shariati A et al., 2012; Wu Y et al., 2014; Yang LY et al., 2010).

Anche l'aspetto spirituale è compreso nelle CAM. Studi scientifici dimostrano il collegamento esistente fra spiritualità e incremento della qualità della vita in pazienti credenti (Cruz JP et al., 2015; Tanyi RA et al., 2008).

Tecniche di respirazione e rilassamento in pazienti durante seduta emodialitica si dimostrano validi nel migliorare alcuni esami di laboratorio, come urea e fosfati, e qualità del sonno e ridurre il dolore e la depressione (Pasyar N et al., 2015; Rambod M et al., 2013; Rambod M et al., 2014; Stanley R et al., 2011; Tsai SH et al., 2015)

Altri lavori hanno studiato l'efficacia della visual imagery (Krespi MR et al., 2009), touch therapy (Ferraresi M et al., 2013), riflessologia (Ozdemir G et al., 2013), Ayurvedica (Patel M et al., 2011), omeopatia (Roozbeh J et al., 2013), ipnosi (Untas A et al., 2013), medicina cinese (Zhang HW et al., 2014).

L'utilizzo della musica è uno dei trattamenti evidence based più utilizzati in sanità ed ha indicazioni favorevoli per la best practice in diversi campi assistenziali, tra cui quella nefrologica emodialitica.

Gli effetti della musica sul sistema psicofisico si basano, come abbiamo spiegato in precedenza, sul framework psico-neuro-endocrino-immunologico.

I vari sistemi mostrano connessioni che coinvolgono direttamente il sistema nervoso autonomo, il sistema endocrino e il sistema immunitario. Pertanto, potenzialmente, la musica può modulare questi sistemi e le loro connessioni.

A livello della letteratura internazionale, diversi sono i lavori che hanno studiato gli effetti della musica in pazienti sottoposti ad emodialisi.

Una revisione sistematica e metanalisi sono stati analizzati sette studi ([SMD] = 0.76; 95% CI: 0,55, 0,98) (Choi J, 1996; Chung Y, 2004), che dimostrano come la musica riduca statisticamente i livelli di ansia (Kim KB et al., 2006).

In una sperimentazione sui pazienti adulti in emodialisi i ritmi musicali risultano avere influenza sugli stati emotivi (Caminha LB et al., 2009).

In uno studio caso controllo del 2014 i risultati suggeriscono l'utilizzo della musica come pratica assistenziale per ridurre le complicanze in pazienti con IRC trattati con emodialisi (Koca Kutlu et al., 2014) e incide positivamente sulla qualità della vita (Lin YJ et al., 2012).

Lo studio riportato in seguito è il primo studio a livello internazionale sull'applicazione live con sax in pazienti con IRC sottoposti a trattamento emodialitico.

Sono stati arruolati 120 pazienti emodializzati presso l'unità operativa di Emodialisi Stefoni dell' Azienda Ospedaliero Universitaria S'Orsola Malpighi di Bologna.

I criteri di inclusione sono stati i seguenti: 1) una diagnosi confermata di IRC; 2) trattamento emodialitico; 3) consenso informato firmato. Sono stati esclusi i pazienti che presentavano: 1) ipoacusia; 2) severi disordini neurologici;3) severi disordini psichiatrici; 4) deficit cognitivi; 5) riduzione del livello di coscienza. I pazienti sono stati randomizzati in due gruppi: un gruppo sperimentale e un gruppo di controllo.

Il gruppo sperimentale ha ricevuto un intervento musicale di 30 minuti con sax contralto e sax soprano.

I pazienti avevano la possibilità di scegliere da una lista di 100 brani, 5 o 6 brani musicali di vario genere (inclusi brani rilassanti, allegri e vivaci), nonché il genere musicale preferito (tra cui pop, jazz, colonne sonore, musica classica e folkloristica).

L'intervento è stato eseguito da un' infermiera, con una formazione di tipo olistico e un percorso musicale universitario.

Lo strumento veniva suonato davanti al paziente durante il trattamento emodialitico.

I pazienti del gruppo di controllo hanno ricevuto solo l'assistenza standard.

Sono stati raccolti i seguenti parametri prima e dopo l'intervento: pressione sanguigna sistolica e diastolica, frequenza cardiaca, glicemia e saturazione dell'ossigeno, grado di intensità del dolore, rilevato con la Scala Visiva Analogica del dolore (VASP), livello dell' umore, rilevato con la Scala Visiva Analogica dell' umore (VASM), livello di prurito, rilevato con la Scala Visiva Analogica per il prurito (VASI).

Nel gruppo di controllo i parametri sono stati raccolto prima e dopo 30 minuti di riposo. Il disegno di ricerca è rappresentato nella Figura 17.

L' età media dei partecipanti era di 68.2 (DS = 11.7); il 57.7% era di sesso femminile (n=65) e il 71.9% (n= 82) era coniugato.

La maggior parte dei pazienti possedeva un livello d' istruzione scolastica superiore (n= 48, 42.1%); la maggioranza era di religione cattolica (n=91, 79.8%).

Tra i partecipanti, l' 86% (n= 98) ascoltava regolarmente la musica.

Rispetto alle variabili demografiche, non sussistevano differenze statisticamente significative tra i due gruppi.

Sono state registrate differenze statisticamente significative tra i due gruppi nel post-test (p=0.000) e all' interno del gruppo controllo (p= 0.000) della saturazione dell'ossigeno.

Non sono state invece riscontrate differenze negli altri parametri fisiologici.

Nel gruppo sperimentale sono state riscontrate differenze statisticamente significative connesse al dolore, umore e grado di prurito percepito (p<0.05) e anche tra i due gruppi nel post-test (p<0.05).

Questo studio presenta diversi limiti.

Lo studio era monocentrico, con arruolamento dei pazienti effettuato solo in una singola unità operativa emodialitica. Questa condizione di setting, non ha permesso un confronto dei dati con eventuali dati di altre unità emodialitiche o di altri ospedali, riducendone la sua generalizzazione. Il campione era poco numeroso, il che non ha permesso di usare una statistica parametrica. Lo studio non presenta un follow up per studiare gli effetti nel tempo.

L'intervento musicale è stato eseguito solo da un'infermiera-musicista, dunque non è stato possibile determinare se il miglioramento degli outcomes siano legati anche al tipo relazione che la musicista ha saputo instaurare con i pazienti.

I risultati mostrano che l'uso della musica potrebbe favorire una riduzione del dolore, ridurre l' intensità del prurito, aumentare la saturazione e migliorare la condizione dell'umore nei pazienti sottoposti a emodialisi, e non presenta effetti indesiderati o collaterali.

In un reparto emodialitico che abbia una visione olistica, un sanitario o psicologo dotato di preparazione musicale che sia capace di suonare uno strumento musicale dal vivo, potrebbe essere parte integrante nell'assistenza quotidiana.

L'intervento musicale potrebbe essere formalizzato all'interno dell'organizzazione e nei protocolli operativi.

7.3 Effetti del canto nei pazienti sottoposti a dialisi: protocollo sperimentale

L'insufficienza renale cronica (IRC) è caratterizzata dalla perdita graduale e irreversibile della funzionalità renale. Pertanto la perdita totale di questa determina l'obbligatorietà di un trattamento sostitutivo per consentire la sopravvivenza del paziente.

La terapia sostitutiva della funzionalità renale compromessa può essere di tre tipi: emodialisi, dialisi peritoneale, trapianto renale. L'emodialisi prevede l'utilizzo di una tecnologia denominata filtro dializzatore, che per mezzo di una membrana semipermeabile, depura il sangue del paziente da sostanze tossiche e liquidi in eccesso. La connessione del paziente al filtro dializzatore avviene attraverso un circuito extracorporeo che consente di condurre il sangue del paziente da un accesso vascolare chiamato fistola arterovenosa (FAV) o catetere venoso centrale (CVC) al filtro dializzatore stesso. Il circuito extracorporeo e il filtro dializzatore sono inseriti nella macchina per emodialisi denominata rene artificiale. Il rene artificiale è dotato di comandi elettronici mediante i quali vengono prescritte le caratteristiche della seduta emodialitica: durata, quota di sangue da depurare, velocità di depurazione del sangue al minuto, tipo di tecnica di emodialisi, rimozione di liquidi da ottenere. La seduta emodialitica dura da un minimo di 3 ore e 30 minuti a un massimo di 4 ore e 30 minuti e viene generalmente tre volte alla settimana. L'insufficienza renale cronica, secondo stime, a livello mondiale colpisce circa il 7% di tutta la popolazione oltre 30 anni, circa 70 milioni nei paesi sviluppati del mondo. In Italia il numero varia tra l'8% e il 13%. La progressione della malattia che porta al deterioramento della funzionalità renale termina negli stadi 4 e 5 e interessa lo 0,30% e lo 0,15% della popolazione italiana adulta. In totale, in Italia, il costo medio annuo per 222.284 pazienti adulti stimati con insufficienza renale cronica in stadio 4 e stadio 5 risulta pari a 2.158.903.299 euro, con incidenza sul Pil del 0,14%. Di questi 1.592.997.981 euro sono costi diretti della componente sanitaria per 943.173.060 euro e della componente non sanitaria per 649.824.921 euro e 565.890.499 euro sono costi indiretti. Il numero di pazienti italiani in dialisi stimato dal Censis ammonta a 42000 unità, dato destinato ad aumentare considerevolmente a causa del progressivo invecchiamento della popolazione e della migliore sopravvivenza di pazienti con malattie cardiovascolari che possono causare insufficienza renale cronica. Nei pazienti con IRC, le complicanze più pericolose sono le malattie cardiovascolari rappresentano il 50% della mortalità e sono associate in parte agli altri fattori di rischio cardiovascolare presenti nei pazienti con IRC come l'ipertensione, il diabete, dislipidemia, e il comportamento sedentario (Foley e Parfrey et al.1998).I pazienti trattati con emodialisi hanno una notevole riduzione della qualità della vita (Evans e Manninen et al.1995; Mapes e Lopes et al.2003) con alta prevalenza di disturbi dell'umore (Taskapan e Ates et al.2005; Murtagh e Addington et al.2007) e notevoli problematiche nel funzionamento organico (Johansen e Chertow et al.2000; DeOreo, 1997) rispetto agli individui sani con funzione renale normale.

La maggior parte degli studi che si interessano del miglioramento degli outcomes nei pazienti con IRC sono concentrati sull'utilizzo di farmaci e sul trattamento emodialitico (Himmelfarb e Ikizler,2010) e pochi sono gli studi sugli interventi non farmacologici attraverso l'utilizzo delle terapie complementari.Dunque, vi è una chiara necessità di trattamenti complementari, non farmacologici, per diminuire la gravità dei sintomi e migliorare la qualità della vita per i pazienti con IRC. Le terapie complementari (CAM) applicate in emodialisi nell'ultimo decennio hanno subito un notevole sviluppo e l'uso delle CAM è comune tra i pazienti con malattia renale cronica sottoposti ad emodialisi e molti studi sottolineano l'importanza della conoscenza e della adeguata informazione dei pazienti e del personale sanitario su tali terapie (Burrowes e Van Houten, 2005; Yeh e Yeh,2007; Nowack e Ballé et al.2009; Birdee e Phillips et al.2013; Osman e Hassanein et al.2015).Uno studio clinico controllato randomizzato comprendente un campione di 92 pazienti sottoposti ad emodialisi con FAV, ha dimostrato come l'aromaterapia con lavanda possa essere una tecnica efficace per ridurre il dolore dopo l'inserimento dell'ago nella fistola (Bagheri-Nesami e Espahbodi, 2014). Inoltre l'aromaterapia risulta utile anche nella riduzione del prurito uremico (Cürcani e Tan, 2014). Alcuni studi hanno evidenziato gli effetti benefici dello Yoga in pazienti in emodialisi tra cui si citano diminuzione dello stress, fatigue, dolore, episodi ipotensivi (Yurtkuran e Alp et al.2016; Bennett e Parsons et al.2017). Si notano miglioramenti in depressione, ansia, dolore, immunità, fatica, qualità del sonno, funzione respiratoria e glicemia con interventi di Laughter and humor therapy come visualizzazione di video divertenti, letture di racconti, clown therapy e laughter Yoga therapy (Bennett e Parsons et al.2014).L'agopuntura e l'agopressione sono oggetto di numerose indagini che dimostrano come queste terapie complementari siano efficaci nel paziente con malattia renale nel ridurre il prurito uremico, fatigue, depressione, ansia, stress, qualità del sonno, sete (Che e Wen et al.2005; Eğlence e Karataş et al.2013; Hmwe e Subramanian et al.2015; Kiliç Akça e Taşçi et al.2013; Choi,2011; Kim e Lee et al.2010; Shariati e Jahani et al.2012; Wu e Zou et al.2014; Yang e Yates et al.2010). Anche l'aspetto spirituale è compreso nelle CAM. Studi scientifici dimostrano il collegamento esistente fra spiritualità e incremento della qualità della vita in pazienti credenti (Cruz e Colet et al.2015; Tanyi e Werner, 2008). Tecniche di respirazione e rilassamento in pazienti durante seduta emodialitica si dimostrano validi nel migliorare alcuni esami di laboratorio, come urea e fosfati, e qualità del sonno e ridurre il dolore e la depressione (Pasyar e Rambod et al.2015; Rambod e Pourali-Mohammadi et al.2013; Rambod e Sharif et al.2014; Stanley e Leither et al.2011; Tsai e Wang et al.2015). Altri lavori hanno studiato l'efficacia della visual imagery (Krespi e Oakley et al.2009), touch therapy (Ferraresi e Clari et al.2013), riflessologia (Ozdemir e Ovayolu et al.2013), Ayurvedica (Patel e Gupta et al.2011), omeopatia (Roozbeh e Hashempur et al.2013), ipnosi (Untas e Chauveau et al.2013), medicina cinese (Zhang e Li et al.2014).

L'utilizzo della musica è uno dei trattamenti evidence based più utilizzati in sanità ed ha indicazioni favorevoli per la best practice in diversi campi assistenziali, tra cui quella nefrologica emodialitica.

A livello della letteratura internazionale, diversi sono i lavori che hanno studiato gli effetti della musica in pazienti sottoposti ad emodialisi. Una revisione sistematica e meta-analisi sono stati analizzati sette studi ([SMD] = 0.76; 95% CI: 0,55, 0,98) (Choi,1996; Chung, 2004) che dimostrano come la musica riduca statisticamente i livelli di ansia (Kim e Lee et al.2006). Uno studio randomizzato controllato RCT mostrava come l'ascolto dal vivo di musica sax riduca significativamente i livello di dolore e migliori l'umore, il prurito e la saturazione di ossigeno (Burrai e Micheluzzi et al.2014). In una sperimentazione sui pazienti adulti in emodialisi i ritmi musicali risultano avere influenza sugli stati emotivi (Caminha e da

Silva et al.2009). In uno studio caso controllo del 2014 i risultati suggeriscono l'utilizzo della musica come pratica assistenziale per ridurre le complicanze in pazienti con IRC trattati con HD (Koca e Eren,2014) e incide positivamente sulla qualità della vita (Lin e Lu et al.2012). Tutt'ora non esistono tutt'oggi studi riguardanti l'applicazione della voce cantata in campo emodialitico.

Lo scopo dello studio è quello di esplorare gli effetti dell'ascolto della musica rispetto al non ascolto della musica nei pazienti con IRC in trattamento emodialitico in relazione ai valori degli episodi di ipotensione, del Kt/V urea, della qualità di vita, qualità del sonno, dell'ansia e della depressione, delle aritmie, valori della pressione arteriosa sistolica e diastolica, sulla frequenza cardiaca, sul prurito, sulla cefalea, sul dolore, sui crampi e sul vomito, nei pazienti con IRC sottoposti a trattamento dialitico.

Dal punto di vista della rilevanza nel contesto delle conoscenze scientifiche attuali, questo è il primo studio a livello internazionale sull'applicazione della musica live con il canto in pazienti con IRC sottoposti a trattamento emodialitico. Se i risultati di questo studio esplorativo saranno positivi, questo protocollo sarà sottoposto ad uno studio sperimentale RCT multicentrico nazionale.

Obiettivi

L' obiettivo primario dello studio è quello di valutare l'eventuale impatto della musica live sugli episodi di ipotensione durante il trattamento emodialitico. La scelta di questo obiettivo primario è motivato dal fatto che eventuali episodi di ipotensione producono sospensioni immediate del trattamento emodialitico, con ripercussioni cliniche e psicologiche per il paziente. In base alla letteratura gli episodi di ipotensione durante i trattamenti emodialitici, presentano valori medi che vanno dal 25% al 33% (Daugirdas,2001).

Gli obiettivi secondari dello studio sono quelli di valutare l'eventuale impatto della musica live sui livelli del Kt/V, della qualità di vita, qualità del sonno, dell'ansia e della depressione, delle aritmie, valori della pressione arteriosa sistolica e diastolica, sulla frequenza cardiaca, sul prurito, sulla cefalea, sul dolore, sui crampi e sul vomito, nei pazienti con IRC sottoposti a trattamento dialitico.

Metodi

Studio esplorativo, cross over, in aperto, randomizzato, con allocazione bilanciata 1:1, controllato con gruppo in standard care, monocentrico, in pazienti affetti da IRC in dialisi.

Un campione convenzionale di 24 pazienti verrà suddiviso in un gruppo A, riguardante l'ascolto della musica + standard care, ed un gruppo B riguardante il non ascolto della musica + standard care.

Le fasi dello studio cross over sono due: quella di arruolamento e quella di trattamento. Nel periodo 1 i pazienti del gruppo A ascolteranno musica live + assistenza standard per 2 settimane, durante le 3 sedute emodialitiche settimanali per un totale 6 sedute emodialitiche, mentre il gruppo B, non ascolterà la musica live ma avrà solo l' assistenza standard per lo stesso periodo.

Dopo il periodo 1, ci sarà un periodo di wash out di 2 giorni, seguita dal periodo 2, in cui ci sarà l'inversione dei due gruppi. La raccolta dati sulle variabili dipendenti sono al giorno 0, al 7° giorno, al 15° giorno, al 22° giorno e al 30° giorno. Lo studio presenta una durata totale di 4 settimane. In figura 1 è mostrato lo studio cross over con i periodi, e l'andamento temporale dei due gruppi e delle relative visite.

Popolazione dello studio

La popolazione in studio sarà costituita da un campione convenzionale di 24 pazienti, affetti da IRC, sottoposti a trattamento emodialitico presso il Centro Dialisi dell'unità operativa Nefrologia, Dialisi e Trapianto - La Manna, AOU di Bologna, Policlinico S'Orsola- Malpighi.Criteri di inclusione

Saranno inclusi i pazienti con le seguenti caratteristiche: 1) Pz con una diagnosi confermata di IRC; 2) indicazione di trattamento emodialitico; 3) consenso informato firmato; 4) età > 18 anni.

Criteri di esclusione

Saranno esclusi i pz se mostrano: 1) acusia; 2) severi disordini neurologici; 3) severi disordini psichiatrici; 4) deficit cognitivi; 5) riduzione del livello di coscienza.

Randomizzazione

I partecipanti sono assegnati mediante randomizzazione semplice a ciascuno di due gruppi, A e B. Il numero 1 indica il gruppo A e il numero 2 il gruppo B. Verrà generata una sequenza di 24 valori 1 e 2 in modo randomizzato utilizzando il software Excel. Ciascun valore 1 o 2 verrà inserito in buste opache e sigillate numerate progressivamente da 1 a 24 seguendo l'ordine di generazione della sequenza. Le buste opache e sigillate vengono consegnate da data manager al data collector. Il data collector attribuisce ad ogni paziente arruolato nello studio un codice ID progressivo da 1 a 24 e la busta con il numero corrispondente contenente il valore 1 o 2 randomizzato. La busta opaca e sigillata viene aperta davanti al paziente comunicando contestualmente il gruppo di allocazione.

Visite e valutazioni

V1 rappresenta la visita e relativa valutazione al paziente con IRC che accede al Centro Dialisi come da programmazione. In V1 il data collector nella settimana precedente l'inizio del periodo di trattamento, ai pazienti programmati per le sedute emodialitiche, valuterà i criteri di inclusione ed esclusione.

Dopo tale fase, ai pazienti eligibili viene proposto lo studio, e se il paziente accetta di entrare nello studio, si procederà con il suo arruolamento attraverso la firma del consenso informato, la spiegazione dettagliata dello studio attraverso il foglio informativo, l'ottenimento del consenso al trattamento dei dati, la consegna della lettera per il MMG.

Dopo la firma del consenso informato, si procederà all'allocazione del paziente ad uno dei due gruppi, e alla raccolta dei dati per la baseline attraverso il Case Report Form (CRF), ai prelievi come da protocollo standard in riferimento al valore del Kt/V urea e alle misurazioni della qualità di vita, qualità del sonno, del livello di ansia e depressione, della presenza di aritmie mediante elettrocardiogramma, gli episodi di ipotensione, il rilevamento della pressione sistolica e diastolica, la frequenza cardiaca, prurito, cefalea, dolore, crampi e vomito.

In V2, posizionata alla 1° settimana e in V3 posizionata alla 2° settimana, l'outcome assessor procederà alle misurazioni nei due gruppi, riguardanti la presenza di aritmie, gli episodi di ipotensione, il rilevamento della pressione sistolica e diastolica, la frequenza cardiaca, prurito, cefalea, dolore, crampi, vomito, reazione avverse e delle reazione avverse Serie.

In V4 posizionata alla 4° settimana, si procederà alle valutazione della qualità di vita, qualità del sonno, il livello di ansia e depressione, la presenza di aritmie, gli episodi di ipotensione, il rilevamento della pressione sistolica e diastolica, la frequenza cardiaca, prurito, cefalea, dolore, crampi e vomito, le reazione avverse e delle reazione avverse serie.

In V5 posizionata alla 5° settimana, si procederà alle valutazione valutazione del Kt/V urea, la qualità di vita, qualità del sonno, il livello di ansia e depressione, la presenza di aritmie, gli episodi di ipotensione, il rilevamento della pressione sistolica e diastolica, la frequenza cardiaca, prurito, cefalea, dolore, crampi e vomito, le reazione avverse e delle reazione avverse serie.

Gruppo Sperimentale

Il gruppo sperimentale oltre all'assistenza standard prevista dalle procedure dell' Unità Operativa NDTLM per i pazienti sottoposti a trattamento emodialitico, ascolteranno musica

live che verrà erogata dall'interventista, infermiera è cantante, durante i trattamenti emodialitici. La musica è stata pre-selezionate dall'autore del protocollo e dall'interventista, strutturando una playlist di 100 pezzi musicali. La playlist conterrà musica leggera, classica, jazz, folk, e musica cinematografica.

L'interventista proporrà la playlist ai pazienti durante il loro trattamento dialitico, i quali saranno liberi di scegliere 9 pezzi musicali dalla playlist proposta, per un totale di 15 minuti di ascolto per ogni trattamento dialitico.

L'interventista eseguirà per ogni pezzo scelto dal paziente, le strutture musicali fondamentali, ovvero l'incipit, il ritornello e le battute caratteristiche per creare un nuovo arrangiamento della durata media di 1 minuto e 30 per pezzo.

Questa strategia permetterà di presentare diversi pezzi nei 15 minuti, garantendo variabilità estetica, melodica, ritmica e timbrica.

Durante l'intervento le porte delle stanze saranno chiuse per creare isolamento acustico e per evitare che i pazienti del gruppo di controllo ascoltino il canto dell'interventista, saranno posizionati nelle stanze più lontane da quelle di trattamento.

Verranno trattati 6 pazienti al mattino nel periodo 8.00/13.00 e 6 pazienti al pomeriggio 13.00/15.00.

Il periodo di trattamento è di 2 settimane, con 3 sedute di ascolto per ogni settimana, per un totale di 6 sedute di ascolto, per un totale di 90 minuti di ascolto di musica live con il canto per ogni paziente.

Gruppo di controllo

I pazienti del gruppo di controllo riceveranno solo l'assistenza standard prevista dalle procedure dell'Unità Operativa NDTLM per i pazienti sottoposti a trattamento emodialitico senza l'ascolto della playlist. In questo si effettueranno le stesse misurazioni negli stessi tempi del gruppo sperimentale.

Strumenti di misurazione

L' obiettivo primario dello studio e la valutazione del numero degli *episodi di ipotensione*, misurati attraverso la loro distribuzione di frequenza.

Gli obiettivi secondari sono lo studio della *qualità di vita* misurata con lo *Short Form -12* (SF-12). L'SF-12 è un questionario composto da 12 item con alta validità psicometrica, affidabilità e sensibilità nel misurare la percezione dello stato di salute del paziente (Ware e Kosinski et al.1996).

La *Qualità del Sonno* sarà misurata con il *Pittsburgh Sleep Quality Index* (PSQI) (Buysse e Reynolds et al.1989). Il Pittsburgh Sleep Quality Index (PSQI) è uno strumento utilizzato per misurare la qualità ed i modelli del sonno nella popolazione adulta. La scala qualitativa del sonno usa una scala Likert a 3 steps, dove 3 indica un aspetto estremamente negativo del sonno. Punteggi totali uguali e superiori a 5 indicano una qualità del sonno scarsa. Il PSQI misura sette ambiti: qualità soggettiva del sonno, latenza del sonno, la durata del sonno, abituale efficienza del sonno, disturbi del sonno, uso di farmaci e disfunzioni del sonno nell'ultimo mese.

L' *Ansia* e la *Depressione* saranno misurati con la *Hospital Anxiety and Depression Scale* (HADS) (Zigmond e Snaith,1983). L' HADS è uno strumento di screening per l'ansia e la depressione per una popolazione non-psichiatrica. La scala si compone di items, 7 per l'ansia e 7 per la depressione. Ogni item descrive un sentimento o un comportamento che caratterizza l'ansia e la depressione (ad esempio sentirsi nervoso) e sono misurati da una scala Likert 0-3 dove 0 indica "per niente" (0) e 3 indica "molto spesso". Punteggi possibili vanno da 0 a 21 per ognuna delle due sottoscale. L'analisi dei punteggi per le due sottoscale, indicano tre stati dell'umore: "casi lievi" (punteggio 8-10), "casi moderati" (punteggio 11-15), e "casi gravi" (punteggi di 16 o superiore).

Il livello del *Kt/V urea*, misurato in numero assoluto in quanto risultato di una formula. La *aritmie*, misurate con la distribuzione di frequenza. I valori della *pressione sistolica e diastolica*, misurate in mm/Hg. La *frequenza cardiaca*, misurata con distribuzione di frequenza/ minuto. Il *prurito* misurata con la distribuzione di frequenza. La *cefalea*, misurata con la distribuzione di frequenza. Il *dolore*, misurato con scala VAS 0-10. I *crampi*, misurati come distribuzione di frequenza. Il *vomito*, misurata con la distribuzione di frequenza.

Le *reazione avverse* e delle *reazione avverse serie* misurata con la distribuzione di frequenza. La scheda CRF verrà usata per le variabili socio-demografiche e cliniche, quali: sesso, età, stato civile, livello di istruzione, città di residenza, nazionalità, occupazione, numero di persone che vivono con il paziente, numero di figli, condizioni finanziarie, uso di nicotina, uso di alcool, uso di una bilancia per il peso, altezza, peso, body mass index (BMI), da quanti anni il paziente è affetto da IRC, da quanti anni è in trattamento emodialitico, eziologia dell'IRC, trattamenti concomitanti WHO Drug Reference List (ATC), Charlson Comorbidity Index (Integrato),pressione arteriosa, frequenza cardiaca, se ascolta quotidianamente della musica.

Metodi Statistici

Si userà una statistica descrittiva per la descrizione dei dati demografici e clinici, usando per gli indici di tendenza centrale la media, moda e mediana. Per gli indici di dispersione si userà la deviazione standard e il range. Per gli indici di distribuzione si useranno le frequenze e le percentuali. La variabile continua relativa a KT/V urea, rilevate solo in V1 e V5 verranno analizzate con test non parametrico di Wilcoxon per dati appaiati. Le variabili continue relative alla pressione arteriosa sistolica e diastolica e alla frequenza cardiaca saranno valutate a V1, V2, V3, V4, e V5 con il test non parametrico di Friedman per misure ripetute con test post hoc di Student-Newman-Keuls (SNK).Per le comparazioni tra le variabili di tipo categorico ansia e depressione, qualità di vita, qualità del sonno, aritmie, episodi di ipotensione, prurito, cefalea, dolore, crampi, vomito e eventi avversi, si utilizzerà il χ^2 test. Il livello di significatività statistica è posto a ≤0.05. La analisi statistiche verranno eseguite usando SPSS 18.

Conclusioni

La sofferenza psicofisica protratta anche per decenni è una caratteristica tipica nei pazienti in emodialisi. L'elevato ed esclusivo uso della tecnologia, la sequenza meccanicistica e riduzionistica di atti tecnico-tecnologici, la routine di " stacco " e "attacco" del pazienti all'emodializzatore è un' aspetto che influenza notevolmente la visione olistica, umanistica e globale dell'essere umano e dell'assistenza infermieristica.

L'esigenza di un'umanizzazione delle cure, può essere attuata con un' intervento non tecnologico, non farmacologico come la musica. L'dea di applicare la musica, di tipo live attraverso il canto, permette di unire gli effetti della musica con quelli della relazione tra sanitario e paziente.

In questo studio, primo a livello mondiale, si presenta un protocollo sperimentale che studia non solo gli aspetti legati alla sfera psicologica, ma anche quelli biologici.

L'eventuale presenza di risultati con trend significativi, porterà ad un nuovo studio RCT, con l'obiettivo di inserire nell'assistenza infermieristica questo intervento olistico.

7.4 Effetti della musica nei pazienti ortopedici post operati: protocollo sperimentale

L'utilizzo della musica è uno dei trattamenti evidence based più utilizzati in sanità ed ha indicazioni favorevoli per la best practice in diversi campi assistenziali, tra cui quella ortopedica.

Lo scopo dello studio è quello di esplorare gli effetti dell'ascolto di musica registrata rispetto al non ascolto della musica nei pazienti ricoverati in ortopedia, in relazione al livello del dolore post operatorio, del livello di ansia, dei valori della pressione arteriosa sistolica, pressione arteriosa diastolica, frequenza cardiaca, frequenza respiratoria, saturazione dell'ossigeno.

Dal punto di vista della rilevanza nel contesto delle conoscenze scientifiche attuali, questo è il primo studio a livello nazionale ed è uno dei pochi studi studio a livello internazionale sull'applicazione della musica registrata nei pazienti sottoposti a intervento ortopedico in relazione al livello del dolore post operatorio, del livello di ansia, dei valori della pressione arteriosa sistolica, pressione arteriosa diastolica, frequenza cardiaca, frequenza respiratoria, saturazione dell'ossigeno.

Obiettivi dello studio

L' obiettivo primario dello studio è quello di valutare l'eventuale impatto di musica registrata nei pazienti che sono stati sottoposti a intervento ortopedico ricoverati in ortopedia, sul livello del dolore post operatorio, in prima giornata post operatoria.

La scelta di questo obiettivo primario è motivato dal fatto che la sintomatologia dolorosa è una variabile costante della fase post operatoria e che modifica negativamente la qualità di vita del soggetto.

Gli obiettivi secondari dello studio sono quelli di valutare l'eventuale impatto della musica registrata nei pazienti che sono stati sottoposti a intervento ortopedico ricoverati in ortopedia, sul livello di ansia, dei valori della pressione arteriosa sistolica, pressione arteriosa diastolica, frequenza cardiaca, frequenza respiratoria, saturazione dell'ossigeno in prima giornata post operatoria.

La scelta di questi obiettivi primari sono motivati dal fatto che tali variabili sono elementi importanti per la qualità di vita nella fase post operatoria e sono legati alla sintomatologia dolorosa.

Ipotesi di ricerca

Questo studio esplora tre ipotesi di ricerca:

1. I pazienti del gruppo sperimentale esposti all'ascolto di musica registrata presenteranno una riduzione della sintomatologia dolorosa post operatoria rispetto al gruppo di controllo, in prima giornata post operatoria.
2. I pazienti del gruppo sperimentale esposti all'ascolto di musica registrata presenteranno una riduzione della sintomatologia ansiogena rispetto al gruppo di controllo, in prima giornata post operatoria.
3. I pazienti del gruppo sperimentale esposti all'ascolto di musica registrata presenteranno un miglioramento dei valori della pressione arteriosa sistolica, pressione arteriosa diastolica, frequenza cardiaca, frequenza respiratoria, della saturazione dell'ossigeno rispetto al gruppo di controllo, in prima giornata post operatoria.

Disegno dello studio

Studio sperimentale, in aperto, pre-post test, randomizzato, con allocazione bilanciata 1:1, controllato con gruppo in standard care, monocentrico, in pazienti che sono stati sottoposti a intervento ortopedico, ricoverati nell' U.O. Ortopedia e Traumatologia. P.O. Giovanni Paolo II. ASSL Olbia.

Un campione di 56 pazienti verrà allocato in maniera randomizzata in un gruppo sperimentale

(28 pazienti), esposto all'ascolto della musica (via cuffia) + standard care, ed un gruppo di controllo (28 pazienti) che non ascolterà la musica + standard care.

I pazienti del gruppo sperimentale sarà esposto a musica registrata, scelta dal paziente, ascoltata via cuffie, appena il paziente è rientrato in reparto dopo l'intervento, proveniente dalla sala di risveglio in condizione cliniche stabilizzate, per una somministrazione di musica di 30 minuti e assistenza standard.

I pazienti del gruppo di controllo appena rientrati in reparto dopo l'intervento, provenienti dalla sala di risveglio in condizione cliniche stabilizzate, non ascolteranno la musica registrata, ma continueranno ad avere solo assistenza standard.

Lo studio presenta due fasi:

1) fase di arruolamento che viene effettuata alla giornata 0, con una visita (V1) nella fase di pre-ricovero, dove verrà eseguita la raccolta dati per la baseline delle variabili indipendenti socio-demografiche, cliniche e musicali.

2) fase di trattamento che viene effettuata alla giornata 1, post operatoria, con 2 visite (V2,V3), dove in V2 si raccoglieranno i

dati delle variabili dipendenti appena rientrato in reparto dopo l'intervento, proveniente dalla sala di risveglio in condizione cliniche stabilizzate, e V3 dove si raccoglieranno i dati delle variabili dipendenti a 30 minuti dal rientrato in reparto dopo l'intervento, proveniente dalla sala di risveglio in condizione cliniche stabilizzate, e per solo il gruppo sperimentale dopo l'ascolto della musica la raccolta dei dati sull'esperienza musicale.

Popolazione dello studio

La popolazione in studio sarà costituita da un campione di 56 pazienti, che sono stati sottoposti a intervento ortopedico, ricoverati nell' U.O. Ortopedia e Traumatologia. P.O. Giovanni Paolo II, ASSL Olbia.

Criteri di inclusione

Saranno inclusi i pazienti con le seguenti caratteristiche: 1) età > 18 anni; 2) nessun deficit acustico; 3) nessun deficit visivo; 4) orientato nel tempo e nello spazio; 5) consenso informato

Criteri di esclusione

Saranno esclusi i pazienti con le seguenti caratteristiche: 1) uso di antipsicotici; 2) allergia a oppioidi;3) trasferimento in terapia intensiva post intervento; 4) emodinamica instabile

Assegnazione al trattamento sperimentale

I partecipanti sono allocati a ciascuno dei due gruppi mediante randomizzazione utilizzando il software online Research Randomizer (Urbaniak, Plous, 2015).

Terapie concomitanti

Durante lo studio i pazienti continueranno ad usare gli stessi farmaci e il consueto trattamento medico e assistenziale.

Interruzione del trattamento

Ogni paziente ha piena facoltà di interrompere la sua partecipazione allo studio in qualsiasi momento.

Visite e valutazioni

V1 rappresenta la visita relativa la valutazione del paziente nella giornata di pre-ricovero presso U.O. Ortopedia e Traumatologia. P.O. Giovanni Paolo II, ASSL Olbia.

In V1 l'infermiere valuterà i criteri di inclusione ed esclusione per la definizione della eleggibilità dal paziente. Ai pazienti che incontreranno i criteri di inclusione, sarà proposta l'opportunità di partecipare allo studio, informando il paziente sulle caratteristiche dello studio. Se il paziente accetterà, si procederà con l'arruolamento del paziente, attraverso la firma del consenso informato, la consegna del foglio informativo, la consegna della lettera per il MMG. Dopo la firma del consenso informato, si procederà alla raccolta dati dei dati socio demografici, clinici e musicali, attraverso il CRF e all'allocazione randomizzata del paziente ad uno dei due gruppi.

Per i pazienti allocati al gruppo sperimentale, insieme al soggetto, verrà progettata una playlist di pezzi musicali in base ai gusti personali del paziente. Tale playlist verrà programmata sul sito youtube®, accessibile via smart phone, ed avrà una durata di 30 minuti.

V2 rappresenta la visita relativa la valutazione del paziente, in 1° giornata post-operatoria, presso U.O. Ortopedia e Traumatologia. P.O. Giovanni Paolo II, ASSL Olbia.

In V2 l'infermiere raccoglierà i dati al rientro del paziente in reparto dopo l'intervento, proveniente dalla sala di risveglio in condizione cliniche stabilizzate.

I dati raccolti sono il livello del dolore tramite scala VAS, il livello dell'ansia tramite scala VAS, la valutazione multidimensionale del dolore tramite The Short Form- McGilll Pain Questionnaire, i valori della pressione arteriosa sistolica e la pressione arteriosa diastolica tramite sfigmomanometro digitale, la frequenza cardiaca tramite monitor digitale, la frequenza respiratoria tramite monitor digitale, e la saturazione dell'ossigeno tramite saturimetro digitale, eventuali ritiri dallo studio ed eventuali eventi avversi.

V3 rappresenta la visita relativa la valutazione del paziente nella fase post operatoria, in 1° giornata post-operatoria, presso U.O. Ortopedia e Traumatologia. P.O. Giovanni Paolo II, ASSL Olbia. In V3 l'infermiere raccoglierà i dati a 30 minuti dal rientrato in reparto dopo l'intervento, proveniente dalla sala di risveglio in condizione cliniche stabilizzate.

I dati raccolti sono il livello del dolore tramite scala VAS, il livello dell'ansia tramite scala VAS, la valutazione multidimensionale del dolore tramite The Short Form- McGilll Pain Questionnaire, i valori della pressione arteriosa sistolica e la pressione arteriosa diastolica tramite sfigmomanometro digitale, la frequenza cardiaca tramite monitor digitale, la frequenza respiratoria tramite monitor digitale, e la saturazione dell'ossigeno tramite saturimetro digitale, eventuali ritiri dallo studio, eventuali eventi avversi, e solo per il gruppo sperimentale l'esperienza musicale.

In Tabella 2 sono mostrate lo schema delle visite, delle valutazioni e strumenti di misurazione.

Gruppo Sperimentale

Il gruppo sperimentale oltre all'assistenza standard post-operatoria prevista dalle procedure dell' Unità Operativa U.O. Ortopedia e Traumatologia. P.O. Giovanni Paolo II, ASSL Olbia, ascolteranno musica registrata, che verrà erogata attraverso lo smart phone del paziente e ascoltata via cuffia.

La playlist è stata precedentemente programmata insieme al paziente nella fase di pre-ricovero, utilizzando il sito youtube. Su tale sito, l'infermiere procederà alla strutturazione delle playlist che conterrà tutti i pezzi musicali scelti dal paziente in base al criterio delle sue preferenze personali, per un totale di 30 minuti.

Quando il paziente rientrerà in reparto, proveniente dalla sala di risveglio in condizioni cliniche stabilizzate, l'infermiere posizionerà le cuffie dello smart phone del paziente, si collegherà alla playlist del sito youtube in cui è presente la playlist programmata e farà iniziare l'ascolto della musica per 30 minuti.

L'utilizzo delle cuffie permette di usufruire di un suono dettagliato, puro, naturale, di alta qualità e fedeltà sonora, permettendo anche l'isolamento acustico da eventuali disturbi sonori ambientali. Queste caratteristiche permetteranno di far immergere in maniera profonda il paziente in una esperienza musicale completa, legata al suo mondo sonoro emotivo, caratterizzato da un umore di tranquillità, piacevolezza, gradimento, sicurezza e distrazione.

La durata di somministrazione stabilita in 30 minuti si basa su indicazioni di diversi studi (Chang et al., 2008; Bruer et al., 2007; Horne-Thompson et al.,2008; Raglio et al., 2008; Svansdottir et al., 2006).

Il livello del volume di ascolto del suono sarà posizionato tra i 50 e i 60 dB sotto la soglia dei 85 dB stabili per l'utilizzo dei device portatili (Fligor et al., 2004). Questo livello di suono è ottimale e non produce problemi uditivi (Fligor et al., 2004).

Gruppo di controllo

I pazienti del gruppo di controllo quando rientreranno in reparto, provenienti dalla sala di risveglio in condizioni cliniche stabilizzate,non saranno esposti all'ascolto di musica e riceveranno solo assistenza standard prevista dalle procedure dell'Unità Operativa Ortopedia e Traumatologia. P.O. Giovanni Paolo II, ASSL Olbia. Ai pazienti del gruppo di controllo saranno raccolti gli stessi dati negli stessi momenti di tempo del gruppo sperimentale.

Valutazione dei risultati

L' obiettivo primario dello studio e la valutazione della sintomatologia dolorosa misurata con la scala VAS. La scala VAS è usata per misurare diversi fenomeni clinici, incluso il dolore.

La scala VAS consiste in una linea orizzontale a 10-cm dove agli angoli finali della linea sono indicati le parole che indicano i livello estremi della sintomatologia dolorosa. Nella prima stanghetta a sinistra della scala è posizionato il livello 0 dove è ancorata la parola " nessun dolore", mentre nell'ultima stanghetta a destra della scala è posizionato il livello 10 dove è ancorata la parola " il peggior dolore possibile.

La VAS si basa su una misurazione analogica del dolore chiedendo al paziente di localizzare su una linea o su una barra colorata della lunghezza di 10 cm il punto geometrico che meglio identifica l'intensità del suo dolore. Una volta rilevata la posizione del punto, viene misurata la distanza dall'origine al punto identificato in cm, per cui il massimo punteggio ottenibile può essere di 10 cm. La VAS è uno strumento veloce, facile da somministrare e facile da utilizzare dal paziente e permette un ottimo confronto con risultati precedenti (St. Marie, 2002). Un altro vantaggio è quello di fornire a dati a livello di rapporto, consentendo una analisi statistica parametrica (Carlsson, 1983). La validità della scala VAS è stata stabilita in un campione di 40 pazienti che presentavano dolore (Gallagher et al., 2000)

La valutazione del livello del dolore sarà effettuata anche con uno strumenti multidimensionale il The Short- McGilll Pain Questionnaire (MPQ). Il MPQ è uno strumento che valuta il dolore con una metodologia multidimensionale a livello sensoriale e affettivo. Le dimensioni valutative sono basate su una serie di descrittori che vengono selezionati dai pazienti per descrivere il loro dolore (Melzack et.al, 2001). Il MPQ e lo strumento multidimensionale più usato sul dolore (Wilke et al., 1990) ed è disponibile in due forme, il forma estesa (MPQ-LF) e forma breve (MPQ-SF). Il MPQ-LF misura il pattern multi dimensionale del dolore nel tempo, e il tempo per completare varia da 5 a 15 minuti fino a

30 minuti (Flaherty, 1996) con alcuni problemi di comprensione per alcuni soggetti (Flaherty, 1996). Il MPQ-SF è stato sviluppato per ottenere informazioni quando il tempo è limitato e misura le dimensioni sensoriali e affettive del dolore, insieme all'intensità del dolore, e richiede 2 - 3 minuti per completarlo (St. Marie, 2002). Il MPQ-SF è stato studiato da Melzack (1987) in pazienti postoperatori adulti, pazienti ostetrici e pazienti odontoiatrici. I
Il MPQ-LF ha mostrato sensibilità nella misurazione degli effetti negli interventi progettati per ridurre il dolore (Briggs, 1996).

Gli obiettivi secondari sono lo studio dello stato di ansia, i valori della arteriosa sistolica e la pressione arteriosa diastolica, la frequenza cardiaca, la frequenza respiratoria, la saturazione dell'ossigeno, e solo per il gruppo sperimentale l'esperienza musicale.

Il livello dell'ansia sarà misurato con la scala VAS. Anche la scala VAS per l'ansia consiste in una linea orizzontale a 10-cm dove agli angoli finali della linea sono indicati le parole che indicano i livello estremi in riferimento alla sintomatologia ansiogena.
Nella prima stanghetta a sinistra della scala è posizionato il livello 0 dove è ancorata la parola " nessuna ansia", mentre nell'ultima stanghetta a destra della scala è posizionato il livello 10 dove è ancorata la parola " la peggiore ansia possibile". La validità della

VAS come strumento di misurazione dell'ansia è stata dimostrata in comparazione con la Spielberger's (1983) State Anxiety Inventory (STAI) in un gruppo di adulti in unità intensiva coronarica (Elliot, 1993).

I valori della *pressione sistolica e diastolica* saranno misurate con uno sfigmomanometro digitale in mm/Hg.

La *frequenza cardiaca*, sarà misurata attraverso un monitor digitale con distribuzione di frequenza/minuto.

La *frequenza respiratoria* sarà misurata attraverso un monitor digitale in atti/minuti

La saturazione dell'ossigeno sarà misurata attraverso un saturimetro digitale in %

Le *reazione avverse* e delle *reazione avverse serie* misurata con la distribuzione di frequenza.

L'esperienza musicale sarà misurata con un questionario a 4 items con scala likert 0-4, con 0= Per niente d'accordo, 1= sono in disaccordo, 2= sono indeciso, 3= sono d'accordo, 4= sono molto d'accordo (Allred ,2010).

Verrà utilizzato una scheda raccolta dati CRF, per le variabili socio-demografiche, cliniche e musicali quali: sesso, età, etnicità, livello di istruzione, body mass index (BMI), tipo di anestesia, tipologia farmacologica di analgesia post operatoria, ascolto quotidiano della musica, se è un musicista, se suona qualche strumento.

Metodi statistici

Le analisi esploratorie saranno effettuate utilizzando statistiche descrittive. I dati saranno presentati sia per la popolazione intention-to-treat che per la popolazione per-protocol.

Le valutazioni di sicurezza saranno basate principalmente sulla frequenza degli eventi avversi. Gli eventi avversi verranno riassunti presentando per ogni gruppo di trattamento il numero e la percentuale di pazienti che hanno avuto un qualsiasi evento avverso.

Verranno inoltre prodotte liste analitiche che riportano informazioni dettagliate relativamente a: 1) pazienti che hanno interrotto lo studio e relativi motivi; 2) pazienti che hanno interrotto lo studio per eventi avversi.

Valutazione dei risultati

Per la statistica descrittiva, per gli indici di distribuzione si useranno le frequenze e le percentuali; per gli indici di tendenza centrale, si userà la media e il range; per gli indici di dispersione si userà la deviazione standard.

Per la comparazione delle caratteristiche demografiche, cliniche e musicali tra i due gruppi si utilizzerà il Chi quadrato.

Per valutare l'effetto dell'intervento sul dolore, sull'ansia e sulle variabili fisiologiche si utilizzerà l'analisi multivariata della varianza per misure ripetute (RMANOVA).

Per le analisi post hoc nei confronti multipli si utilizzerà la correzione di Bonferroni. Il livello di significatività statistica è posto a ≤0.05 (a due code). La analisi statistiche verranno eseguite usando Statistical Package for the Social Sciences (SPSS®).

Sample Size

Il sample size è di 56 soggetti, 28 soggetti per gruppo. Il calcolo della dimensione campionaria è basato sulla power analysis per analisi della varianza a misure ripetute con un ampio effect size per ottenere una potenza di 0.80 e □ =0.05. Dati preliminari per il calcolo di questo sample size indicano un largo effetto (Allred et al., 2010).

CAPITOLO 8

LA MUSICA COME ARTE

La musica è una forma di arte. L'arte segue l'evoluzione filosofica nella storia dell'uomo.

Non è possibile avere una comprensione profonda della music medicine, senza una conoscenza dei concetti e della filosofia dell'arte.

Il termine arte (greco, Τέχνη; latino, Ars) per Platone era l'insieme di regole utili e ordinate (Platone, 2007) a strutturare una qualsiasi attività dell'uomo, dunque un carattere epistemologico di conoscenza di regole utili per uno scopo, un "dirigere" (Platone, 2007). Platone identifica nell'arte l'unione con la scienza, il ragionamento (Platone, 2006), la dialettica, la poesia, la politica (Platone, 1996), la medicina, legate dalla necessità della giustizia che unisce gli esseri umani.

Per Aristotele, l'arte è nel mondo del possibile, del potenziale, e distinta dalla scienza che è nel mondo del necessario, ovvero di ciò che è, e non può essere diverso da com'è, e nella metafisica (Aristotele, 2000), l'arte è una dimensione intermedia tra l'esperienza e la scienza.

Varrone nel primo secolo con l'introduzione del concetto di arti liberali, legate alla libertà di espressione di un uomo, enumera tra le arti la medicina, la musica, la grammatica, la retorica, la logica, la geometria, l'architettura e l'astronomia.

Kant unisce l'arte alla dimensione dell'estetica, del piacere, della bellezza. Infatti per Kant il piacevole è una dimensione prodotta da una rappresentazione: lo scopo dell'arte è quella di indurre sensazioni di piacere, di unire questa esperienza sensoriale ad una rappresentazione, come modo di conoscenza (Kant, 2005). Nell'era moderna, si è affiancata al termine arte, la parola, tecnica, che presenta lo stesso significato platonico, legato al mondo delle regole che disciplinano e rendono uniforme una attività dell'uomo qualsiasi. Questa dualità così evidente nella società contemporanea è stata risolta, spostando le arti belle, nella disciplina dell'estetica.

8.1. Arte ed esistenza

L'arte porta con se il termine "estetica" che deriva dall'unione dei termini greci αἴσθησις, sensazione, e dal verbo αἰσθάνομαι, percezione, ed è stato introdotto da nel 1750 da Baumgarten nel libro Aesthetica (Baumgarden, 2012), mentre in termini accademici, l'estetica è una disciplina della filosofia.

L'arte costituisce l'essenzialità umana, ed ogni essere umano ha la possibilità di comprendere i fatti artistici, come indicazione di una dimensione comune all'uomo: una esistenza senza arte sembra non concepibile nella vita umana. L'arte in ogni era ha sempre esercitato un vivo interesse nell'uomo, come manifestazione di una " riuscita", di una inventività dal "nulla", che meraviglia e stupisce, ed entra nella precarietà umana come via di comunicazione diretta.

La rappresentazione artistica è una realtà indipendente, originale, che porta una valore nuovo, sganciata dalla parzialità dei ragionamenti, dei giudizi, ma è totale e singolare al tempo stesso e cattura l'infinità dell'esistenza, unione tra esistenza dell'opera e del suo effetto.

Un fatto artistico realizza un'universalità, una totalità, un'infinità, irriducibile al singolo perché è indipendente ed esiste di vita propria, dunque ha sempre una portata metafisica.

L'arte si manifesta nel reale come forma, come forma pura, ed ogni forma è per natura interpretabile, dunque comunicativa e contiene in se lo stimolo alla conoscenza, è il suo significato è la sua esistenza, senza segno, simbolo, allusione.

Non ha bisogno di intermediari interpretativi, perché è il suo darsi è la sua esistenza, il suo segreto.

Questa potenza comunicativa è efficace e profonda, non paragonabile ad altre forme comunicative, perché attira ed è diffusiva, crea intuitivamente un pubblico, inducendo legami, vincoli tra le persone, trascinando il mondo umano, parlandogli direttamente, fino ad unire intere generazioni, epoche, popoli, come per esempio fa la musica, o la poesia.

L'arte è espressione, veicolata dalla forma, la quale non rinvia a qualcosa fuori di lei, e stupisce non solo un pubblico, ma anche l'autore, con aspetti nuovi, rilevazioni insospettate e inattese.

La forma è un tutto, contiene il tutto nel suo essere, e se non è questo, non è arte, non è forma, ma schema, progetto.

La forma contiene l'espressività del suo autore, meglio, l'espressività umana, la sua inventiva. L'autore è svelato, nella sua personalità, e la sua dimensione umana è nella forma artistica, che rileva il suo modo di operare, il suo stile, e diventa materializzazione della sua spiritualità.

L'arte influenza la vita degli uomini in maniera profonda e vitale, trascende le divisioni, gelosie, invidie. L'arte diventa ed è necessità vitale espressiva per l'autore, ed è nutrimento vitale, bisogno interiore per chi ne usufruisce.

L'autore è per natura un creativo, intuitivo, un espressivo, con una vita posta nel mondo dell'arte come benessere fondante della sua esistenza, che veicola verso gli altri.

L'arte fluisce nella vita e la vita fluisce nell'arte, portando con se visioni del mondo, il quale prende con sè chi guarda, chi ascolta una manifestazione artistica, invitandolo a vedere, sentire, guardare come il sentire, il vedere il guardare dell'autore, in una comunicazione immediata tra mondi spirituali, fino ad arrivare ad un mutamento della visione del mondo di chi viene a contatto con quell'arte.

L'interesse che l'arte suscita nell'uomo, è molto spesso interpretato solamente con l'identificazione tra gusto estetico e forma.

Ma la presenza di un'estetica, di un gusto estetico è la rivelazione di un aspetto comune a tutti gli uomini, dunque di una umanità che comunica attraverso mondi interiori, dove il gusto estetico è la spiritualità dell'essere umano legata al mondo spirituale dell'arte.

L'uomo ricerca nel mondo dell'arte una percezione di bellezza, perché è nella natura umana ricercare la bellezza, la quale è unità alla dimensione del piacere, e questo bisogno vitale cerca un appagamento che abbia caratteristiche non immediate, come potrebbe essere dato dal denaro, dal sesso, dal successo, ma un appagamento che permane nel tempo, più profondo.

Questa tipo di bisogno, di ricerca di una bellezza attraverso la forma artistica, si raggiunge in maniera diretta, perché nella forma artistica è presente l'unione tra materia e trascendenza.

8.2. L'arte che cura

L'arte che cura, come possiamo intuire da ciò che abbiamo evidenziato nei concetti esposti, ha una caratteristica comune ad ogni uomo, ed ogni uomo risponde con un suo stato di benessere quando la forma artistica entra nella sua personale, unica e soggettiva forma spirituale, e si manifesta come soddisfazione di un bisogno ancestrale, atavico. L'appagamento prodotto dall'unione tra il mondo spirituale, che crea un particolare gusto estetico e il mondo spirituale della forma è vitale per la salute dell'essere umano.

Come diversi studi scientifici internazionali di psicosomatica, di psiconeuroendocrinologia hanno mostrato, è evidente che la repressione dell'espressività di qualsiasi forma artistica di un' essere umano o la non possibilità di accedere alla dimensione dell'arte, rende l'individuo suscettibile nel manifestare prima una serie di somatizzazioni legate ad energia psichica compressa, e se perdurante nel tempo, a manifestazioni patologiche, sia psichiche somatiche.

L'arte è una forma di nutrimento umano, che ha la capacità di soddisfare bisogni legati alle parti fondamentali per la vita umana, come quella del piacere, dell'appagamento, di unione con una dimensione interiore completa, i quali producono, benessere, una miglior qualità di vita, prevengono malattie.

La riduzione di questo alimento interiore o la sua assenza, porta l'uomo ad una condizione di continua tensione, prodotta dal non soddisfacimento del bisogno estetico, di bellezza presente nella sua vita, e una mancanza di espressività.

Questa tensione si può manifestare interiormente per la parte cognitiva, con aumento di pensieri negativi, ridondanti, sempre più automatici, una minor capacità di visione ed apertura mentale, schemi mentali sempre più rigidi, ripetitivi, meno disponibilità nella comprensione di idee diverse dalle proprie. Per la parte emotiva, una maggiore compulsività e aggressività, e in generale una difficoltà nel mantenimento di un equilibrio emotivo.

Dunque l'arte è una via di liberazione ed espressione che influenza la componente fisica, mentale e spirituale di ogni individuo, e le implicazioni nel mondo sanitario sono notevoli.

L'espressione artistica nel mondo dei sanitari può essere una via per il mantenimento dell'equilibrio psicosomatico, attraverso lo scarico delle energie creative e delle tensioni sulla forma artistica da parte del professionista, che raggiunge una sua gratificazione espressiva.

Questa condizione permette al sanitario di sentire realizzate le sue aspirazioni e pulsioni più profonde attraverso la forma artistica, aumentandone l'autostima e la fiducia verso il mondo, dunque un miglioramento della sua qualità di vita, che influenzerà positivamente la sua salute, la sua modalità lavorativa, le sue performance, con riduzioni per esempio delle assenze per malattie e un contrasto al burn out.

L'espressione artistica è un potente strumento di salute anche per i pazienti.

La necessità di esprimersi e di esprimere la propria condizione esistenziale durante la malattia è legata soprattutto alla sfera inconscia, e non è veicolata dalla parzialità delle parole.

La forma artistica segue una dinamica diretta, che scaturisce dalle energie dell'inconscio, e comunica senza elaborazioni nè analisi per via non verbale, esplodendo in una sincerità del sentire nell'espressione di una forma artistica, che pone nella comunicazione verso l'esterno il suo mondo interiore, che non potrebbe essere raccontato che in maniera limitata con le parole.

L'arte permette non solo l'espressività e la creatività, così vitali per la salute umana, ma agisce anche attraverso la sua contemplazione. Il sentire, guardare, toccare una forma artistica fa nascere un legame profondo tra il mondo della forma e il mondo interiore dell'individuo.

La comunicazione che nasce non ha preconcetti, segue vie immediate, soprattutto con la suggestione, con il piacere, la bellezza, dove le resistenze interiori si sciolgono nell'estetica e nella dinamica tutta interiore, che porta verso orizzonti non materiali, lontani dal quotidiano, potenziando un modo di sentire profondamente umano, che si riconosce nell'unione con il tutto.

CONCLUSIONI

Le informazioni e i risultati provenienti dai diversi studi analizzati permettono di individuare nelle connessioni multiple fisiologiche la causa degli effetti della musica sulla salute umana.

Le connessioni multiple e le loro modalità di comunicazione sono spiegate dal framework psiconeuroendocrinoimmunologico (PNEI) che è il modello concettuale più completo su cui si dovrebbero basare i protocolli della music medicine.

Gli studi indicano anche che il fenomeno della percezione della musica sia direttamente collegato alle modificazioni dei parametri vitali e fisiologici come la pressione arteriosa, la frequenza respiratoria, il dolore e la saturazione dell'ossigeno.

La music medicine è un trattamento non farmacologico, evidence based, complementare e sinergico all'assistenza convenzionale.

Può essere applicata ad ogni età evolutiva, dalla vita fetale fino al fine vita ed ha obiettivi preventivi, di cura, riabilitativi, e palliativi.

E' un intervento anche a forte carattere educativo terapeutico, informativo e formativo e stimola le risorse psico-fisiche, spirituali e sociali della persona.

Può essere applicata in ambienti ospedalieri, ambulatoriali, a domicilio, negli Hospice, in RSA, in strutture diurne, nelle case protette.

Molti protocolli di music medicine possono essere insegnati ai pazienti come potenti strumenti di self- care, soprattutto per il miglioramento della qualità di vita e del benessere.

La music medicine non ha barriere culturali, ne linguistiche, e non interferisce con l'utilizzo dei farmaci o con procedure diagnostiche.

Applicata come best practice, non presenta effetti indesiderati o collaterali.

La music medicine non coinvolge solo il paziente, ma anche il caregiver, i familiari, un gruppo o una comunità.

La music medicine ha costi di applicazione molto bassi, e può nel tempo ridurre la posologia farmacologica, ridurre i tempi di degenza, accelerare i tempi di riabilitazione, ridurre i ricoveri e le riammissioni ospedaliere, con una riduzione dei costi sanitari e sociali.

Può essere utilizzata da sanitari e psicologi dopo un periodo di formazione e di sperimentazione dei protocolli.

BIBLIOGRAFIA

Introduzione

Cassileth B.R., Vickers A.J., Magill L.A. Music therapy for mood disturbance during hospitalization for autologous stem cel transplantation: a randomized controlled trial. Cancer, 2003; 98(12), 2723–2729.
Gallagher L.M., Lagman R., Walsh D. The clinical effects of music therapy in palliative medicine. Support Care Cancer 14, 2006; 859–866.
Hilliard R.E. The effects of music therapy on the quality and length of life of people diagnosed with terminal cancer. Journal of Music Therapy 2003; 40(2), 113–137.
McCaffery M. Nursing approaches to nonpharmacologicalpain control. International Journal of Nursing Studies. 1990; 27, 1–5.
Ostermann T., Boyde T., Linden U. Music therapy in the treatment of cancer patients: a systematic review. BMC Complementary and Alternative Medicine 2012; 12(1), 327.

Capitolo 1

Bonadonna G, Bartoccioni S, Sartori F. Dall'altra parte. Rizzoli Milano, 2006.
Burrai F, Comparcini D, Simonetti V, Cicolini G. Italian nurses' attitudes toward complementary and alternative medicine. Scenario 2014; 31 (4): 40-45.
Burrai F, Guaraldi M, Martoni A. Possibilità di una connessione quantistica di tipo entanglement tra sanitario e paziente oncologico.Giornale Italiano di PsicoOncologia 2013;15(2):67-72
Burrai. F. Infermieristica Olistica. Feltrinelli.Milano,2013.
Dossey B. "Americam Holistic Nurses's Association Core Curriculum for holistic nursing". Aspen Publishers, Gaithersburg 1997.
Erickson HC, Evelyn Tomlin, MaryAnn Swain. Modeling and Role-Modeling: A Theory and Paradigm for Nurses. Modeling & Role-Modeling, 2008.

Lazlo E. The systems view of the world. Gorge Braziller, New York, 1968.

Leininger M, McFarland M. Transcultural Nursing : Concepts, Theories, Research and Practice 3rd Edition, McGraw-Hill Education / Medical; 3 edition, Columbus, OH, 2002.

Nightingale F. Notes on Nursing and Notes on Nursing for the Labouring Classes: Commemorative Edition with Historical Commentary. Springer Publishing Company;New york, 2010.

O'Connor N. Paterson and Zderad: Humanistic Nursing Theory (Notes on Nursing Theories) 1st Edition, SAGE Publications, Inc; Thousand Oaks, CA, 1992.

Rizzo Parse R..The Human Becoming School of Thought: A Perspective for Nurses and Other Health Professionals 2nd Edition. SAGE Publications, Inc; Thousand Oaks, CA, 1998.

Rogers M. The Science of Unitary Human Beings. SAGE Publications, Inc, Thousand Oaks, CA.1991.

Von Bertalanffy L. General System theory. Gorge Barziller, New York 1972.

Capitolo 2

Benenzon R.O., La musicotherapie, la part oblie de la personalitè, De Boeck, 2004, Bruxelles.

Benenzon R.O., La nuova musicoterapia, Phoenix, 1997, Roma.

Chang SC, Chen CH. Effects of music therapy on women's physiologic measures, anxiety, and satisfaction during cesarean delivery. Res Nurs Health. 2005 Dec;28(6):453-61

Devoto G. , G.C. Oli, Vocabolario illustrato della lingua italiana, Lemonnier, 1967, Milano

Don Campbell, L'effetto Mozart, B.C. Dalai editore, 1997.

Ezzu Alberto, Roberto Messaglia, Introduzione alla Musicoterapia, Musica Practica,2006.

Hanser SB, Mandel SE. The effects of music therapy in cardiac healthcare. Cardiol Rev. 2005 Jan-Feb;13(1):18-23

Merriam A., Antropologia della musica, Palermo, Sellerio Editore, 2000

Nickel AK, Hillecke T, Argstatter H, Bolay HV. Outcome research in music therapy: a step on the long road to an evidence-based treatment. Ann N Y Acad Sci. 2005 Dec;1060:283-93

Peng SM, Koo M, Kuo JC. Effect of group music activity as an adjunctive therapy on psychotic symptoms in patients with acute schizophrenia. Arch Psychiatr Nurs. 2010 Dec;24(6):429-34. Epub 2010 May 21

Priestley M., Music Therapy in action, St.Louis, 1975

Capitolo 3

Frova Andrea, Fisica nella musica, 1999, Zanichelli.

Fulgoni Mario, Manuale di teoria musicale, 2002, Edizioni musicali "La Nota".

Manners PeterGuy, "Conferenza", 1983, Massachusetts.

McClellan Randall, Musica per guarire, 1993, Muzio biblioteca.

Mioli Piero, Dizionario di musica classica, 2012, Rizzoli.

Paumgarten G, Sauter GH. Extracorporeal shock wave lithotripsy of gallstones: 20th anniversary of first treatment. European Journal of Gastroenterology & Hepatology 2005;17:525-527.

Tomatis Alfred, L'orecchio e la vita, 1992,Baldini Castoldi Dalai Editore.

Zarlino Gioseffo "Le istituzioni armoniche", 1558.

Capitolo 4

Aiello R., Music and Language: Parallels and Contrasts, in R. Aiello, J. Sloboda eds, Music Percepition, Oxford University Press Oxford, 1994; pp- 40-63.

Bialystok E., Depape A.M. Musical expertise, bilingualism, and executive functioning. Exp Psychol Hum Percept Perform. 2009; 35, 565 -574.

Bialystok E., Craik F.I., Luk G. Bilingualism: consequences for mind and brain. Trends Cogn. Sci. 2012; 16, 240 -250.

Blacking J.,How musical is men?, University of Washington press, Seattle. 1973.

Bonacina S., Cancer A., Lanzi PL., Lorusso ML, Antonietti A. Improving reading skills in students with dyslexia: the efficacy of a sublexical training with rhythmic background, Front Psychol, 2015; doi: 10.3389/fpsyg.2015.01510

Bringman H, Giesecke K, Thörne A, Bringman S. Relaxing music as pre-medication before surgery: a randomised controlled trial, Acta Anaesthesiol.2009;53(6):759-64.

Buffum MD, Sasso C, Sands LP, Lanier E, Yellen M, Hayes A. A music intervention to reduce anxiety before vascular angiography procedures. J Vasc Nurs. 2006 Sep;24(3):68-73.

Bugos, J., Perlstein, W., McCrae, C., Brophy, T. & Bedenbaugh, P. Individualized piano instruction enhances executive functioning and working memory in older adults. Aging and Mental Health, 2007; 11, 464-471.

Carey, D., Rosen, S., Krishnan, S., Pearce, M.T., Shepherd, A., Aydelott, J., Dick, F. Generality and specificity in the effects of musical expertise on perception and cognition. Cognition, 2015; 137, 81-105.

Chang MY, Chen CH, Huang KF. Effects of music therapy on psychological health of women during pregnancy. J Clin Nurs. 2008; Oct;17(19):2580-7.

Chobert, J., François, C., Velay, J.-L. & Besson, M. Twelve months of active musical training in 8-to 10-year-old children enhances the preattentive processing of syllabic duration and voice onset time. Cereb. Cortex, 2014; 24, 956-967.

Costa-Giomi, E. The Long-Term Effects of Childhood Music Instruction on Intelligence and General Cognitive Abilities. Update: Applications of Research in Music Education. 2015; 33, 20-26.

De Casper A. J., Spence M. J., Prenatal Maternal Speech Influences Newborns' Perception of Speech Sounds, in "Infant Behavior and Developement".1986.

Dowling W. J., Procedural and Declarative Knowledge in Music Cognition and Education, Erlbaum, Hillsdale, 1993

Gaser, C. & Schlaug, G. Brain structures differ between musicians and non-musicians. J. Neurosci., 2003; 23, 9240-9245.

Gaser, C. & Schlaug, G. Brain structures differ between musicians and non-musicians. J. Neurosci., 2003; 23, 9240-9245.

Goertz W, Dominick K, Heussen N, vom Dahl J. Music in the cath lab: who should select it? Clin Res Cardiol. 2011 May;100(5):395-402.

Halwani, G.F., Loui, P., Rüber, T. & Schlaug, G. Effects of Practice and Experience on the Arcuate Fasciculus: Comparing Singers, Instrumentalists, and Non-Musicians. Front. Psychol. 2011; 2, 156.

Halpern A.R., Bower G.H., Musical Expertise and Melodic Structure in Memory for Musical Notation, in "American Journal of Psychology, 1982; pp. 31-50

Jackendoff R.,Semantic Structures , The MIT Press, Cambridge, 1990; pp. 9-45.

Jacobsen JH, Stelzer J, Fritz TH, Chételat G, La Joie R, Turner R, Why musical memory can be preserved in advanced Alzheimer's disease. Brain. 2015 Aug;138(Pt 8):2438-50. doi: 10.1093/brain/awv135. Epub 2015 Jun 3.

Juslin P.N., Laukka P. Emotional expression in speech and music: evidence of cross-modal similarities, in Annals of New York Accademy of Sciences, 2003; pp. 279-82

Kraus, N. Music training for the development of reading skills. Applying Brain Plasticity to Advance and Recover Human Ability Progress in Brain Research . 2013.

Kraus, N., White-Schwoch, T. Neurobiology of Everyday Communication: What Have We Learned From Music? Neuroscientist, 2016.

Kraus, N., Slater, J., Thompson, E.C., Hornickel, J., Strait, D.L., Nicol, T., White-Schwoch, T. Music Enrichment Programs Improve the Neural Encoding of Speech in At-Risk Children. J. Neurosci., 2014; 34, 11913-11918.

Kurdahi Badr L, Demerjian T, Daaboul T, Abbas H, Hasan Zeineddine M, Charafeddine L., Preterm infants exhibited less pain during a heel stick when they were played the same music their mothers listened to during pregnancy, Acta Paediatr. 2017

Innes KE, Selfe TK, Khalsa DS, Kandati S.Meditationand Music Improve Memory and Cognitive Function in

Adults with Subjective Cognitive Decline: A Pilot Randomized Controlled Trial. J Alzheimers Dis. 2017;56(3):899-916. doi: 10.3233/JAD-160867

Lappe, C., Herholz, S.C., Trainor, L.J. & Pantev, C. Cortical plasticity induced by short -term unimodal and multimodal musical training. J. Neurosci., 2008; 28, 9632 -9639.

Liu YH, Lee CS, Yu CH, Chen CH. Effects of music listening on stress, anxiety, and sleep quality for sleep-disturbed pregnant women, 2016; 56(3):296-311. doi: 10.1080/03630242.2015.1088116.

López-Teijón M, García-Faura Á, Prats-Galino A. Fetal facial expression in response to intravaginal music emission, Ultrasound, 2015 Nov; doi:10.1371/journal.pone.0078946

Maess B, Koelsch S, Gunter TC, Friederici AD.,Musical syntaxis processed in Broca's area: an MEG study, Nat Neurosci.2001; 4:540–545.

Magne C., Schon D., Besson M., Musician Children Detect Pitch Violation in Both Music and Language Better than non Musician Children, in "Journal of Cognitive Neuroscience, 2006; pp. 199-211.

Micheyl C., Delhommeau, K., Perrot, X. & Oxenham, A.J. Influence of musical and psychoacoustical training on pitch discrimination. Hear. Res., 2006; 219, 36 -47.

Moreno S., Farzan, F. Music training and inhibitory control: a multidimensional model. Ann. N. Y. Acad. Sci., 2015; 1337, 147 - 152.

Moreno S., Wodniecka, Z., Tays, W., Alain, C., Bialystok, E. Inhibitory control in bilinguals and musicians: event related potential (ERP) evidence for experience -specific effects. 2014; PLoS One, 9, e94169

Moreno S., Bialystok, E., Barac, R., Schellenberg, E.G., Cepeda, N.J. & Chau, T. Short -term music training enhances verbal intelligence and executive function. Psychol. Sci., 2011; 22, 1425 - 1433.

Moreno, S., Marques, C., Santos, A., Santos, M., Castro, S.L. & Besson, M. Musical training influences linguistic abilities in 8 -year - old children: more evidence for brain plasticity. Cereb. Cortex, 2009; 19, 712 -723.

Moreno S., Besson M., 2005, Influence of Musical Training on Pitch Processing: Event-related Brain Potential Studies of Adults and Children, in "Annal of the New York Academy of Sciences", 2005; pp. 93-7.

Musacchia G., Sams M., Skoe E., Kraus N. Musicians have enhanced subcortical auditory and audiovisual processing of speech and music. Proceedings of the National Academy of Sciences, 2007; 104, 15894 -15898.

Nikjeh D.A., Lister J.J., Frisch S.A. Hearing of note: an electrophysiologic and psychoacoustic comparison of pitch discrimination between vocal and instrumental musicians. Psychophysiology, 2008; 45, 994 -1007.

Partanen E, Kujala T, Tervaniemi M, Huotilainen M., Prenatal music exposure induces long-term neural effects, Women Health. 2016; 56(3):296-311. doi: 10.1080/03630242.2015.1088116

Pashler H.E., The Psychology of Attention, The MIT Press, Cambridge 1998.

Patel A.D.Language, Music, Syntax and the Brain, in " Nature Neuroscience", 2003; pp. 674-81.

Persico G., Antolini L., Vergani P., Costantini W., Nardi MT, Bellotti L., Maternal singing of lullabies during pregnancy and after birth: Effects on mother-infant bonding and on newborns' behaviour. Concurrent Cohort Study, Women and Birth, Feb. 3. 2017. doi: 10.1016.

Rodrigues A.C., Loureiro M.A., Caramelli P. Long -term musical training may improve different forms of visual attention ability. Brain Cogn. 2013; 82, 229 -235

Schlaug G. The brain of musicians. A model for functional and structural adaptation. Ann. N. Y. Acad. Sci., 2001; 930, 281 -299.

Schön D, Lilach Akiva-Kabiri, Vecchi Tomaso, Psicologia della musica, Carocci, 2009

Schön D., Magne C., Besson M. The music of speech: Music training facilitates pitch processing in both music and language. Psychophysiology, 2004; 41, 341 -349.

Slater J., Skoe E., Strait D.L., O'Connell S., Thompson E., Kraus, N. Music training improves speech-in-noise perception: Longitudinal evidence from a community-based music program. Behav. Brain Res., 2015; 291, 244-252.

Slater J., Strait D.L., Skoe E., O'Connell S., Thompson E., Kraus N. Longitudinal effects of group music instruction on literacy skills in low-income children. PLoS One, 2014; 9, e113383.

Slater J., Azem A, Nicol T, Swedenborg B, Kraus N. Variations on the theme of musical expertise: Cognitive and sensory processing in percussionists, vocalists and non-musicians, Eur J Neurosci. 2017 Feb 8; doi: 10.1111/ejn.13535.

Strait, D.L., Chan, K., Ashley, R. & Kraus, N. Specialization among the specialized: auditory brainstem function is tuned in to timbre. Cortex, 2012; 48, 360-362.

Strait, D.L., Kraus, N., Parbery-Clark, A. & Ashley, R. Musical experience shapes top-down auditory mechanisms: evidence from masking and auditory attention performance. Hear. Res., 2010; 261, 22-29.

Strait D.L., O'Connell S., Parbery–Clark A., Kraus N. Musicians' enhanced neural differentiation of speech sounds arises early in life: developmental evidence from ages 3 to 30. Cereb. Cortex, 2014; 24, 2512-2521.

Tervaniemi M., Just V., Koelsch S., Widmann A., Schroger E. Pitch discrimination accuracy in musicians vs nonmusicians: an event-related potential and behavioral study. Exp. Brain Res., 2005; 161, 1-10.

Tierney A., Kraus N. The ability to tap to a beat relates to cognitive, linguistic, and perceptual skills. Brain Lang., 2013; 124, 225-231.

Tierney A., Krizman J., Skoe E., Johnston K., Kraus, N. High school music classes enhance the neural processing of speech. Front. Psychol., 2013; 4, 855.

Wong P.C., Skoe E., Russo N.M., Dees T., Kraus N. Musical experience shapes human brainstem encoding of linguistic pitch patterns. Nat. Neurosci., 2007;10, 420-422.

World Health Organization (2006) Mental Health: Depression. http://www.who.int/mental_health/management/depression/definition/en/

Capitolo 5

Abbate A, Arena R, Abouzaki N, Van Tassell BW, Canada J, Shah K, Biondi-Zoccai G, Voelkel N.F. Heart failure with preserved ejection fraction: Refocusing on diastole. Int J Cardiol.2015;179:430-440.

Andersson U, Tracey KJ. Reflex principles of immunological homeostasis. Annu Rev Immunol.2012; 30: 313-335.

Anker SD, von Haehling S. Inflammatory mediators in chronic heart failure: an overview. Heart. 2004;90(4):464-70.

Basar E, Basar-Eroglu C, Karaka S, Schurmann M. Oscillatory brain theory: a new trend in neuroscience, IEEE Eng Med Biol Mag.1999: 18(3):56-66.

Bendor D, Wang X. The neuronal representation of pitch in primate auditory cortex. Nature. 2005;436: 1161-1165.

Benson H. The relaxation response: its subjective and objective historical precedents and physiology.Trends Neurosci.1983; 6:281–284.

Berbel P, Moix J, Quintana S. Music versus diazepam to reduce preoperative anxiety: a randomized controlled clinical trial. Rev Esp Anestesiol Reanim.2007; 54(6):355-358.

Bernardi L, Porta C, Casucci G, Balsamo R, Bernardi NF, Fogari R, Sleight P. Dynamic interactions between musical, cardiovascular, and cerebral rhythms in humans, Circulation.2009;119:3171-3180.

Bernardi L, Sleight P, Bandinelli G, Cencetti S, Fattorini L, Wdowczyc-Szulc J, Lagi A. Effect of rosary prayer and yoga mantras on autonomic cardiovascular rhythms: comparative study. BMJ. 2001 Dec 22-29;323(7327):1446-9.

Bidelman GM, Krishnan A. Neural correlates of consonance, dissonance, and the hierarchyof musical pitch in the human brainstem, J Neurosci.2009; 29:13165-13171.

Bittman BB, Berk LS, Felten DL, Westengard J, Simonton OC, Pappas J, Ninehouser M. Composite effects of group drumming music therapy on modulation of neuroendocrineimmune parameters in normal subjects. Altern Ther Health Med.2001; 7(1):38-47.

Braunwald E. The war against heart failure: the Lancet lecture. Lancet.2015; 385:812-824.

Buch AN, Coote JH, Townend JN. Mortality, cardiac vagal control and physical training--what's the link? Exp Physiol.2002; 87(4):423-435.

Burrai F, Hasan W, Fancourt D, Luppi M, Di Somma S. A Randomized Controlled Trial of Listening to Recorded Music for Heart Failure Patients: Study Protocol.2016; Holist Nurs Pract. 30(2):102-15.

Burrai F, Micheluzzi V, Bugani V. Effects of live sax music on various physiological parameters, pain level, and mood level in cancer patients: a randomized controlled trial, Holist Nurs Pract. 2014; 28(5):301-311.

Burrai F, Micheluzzi V, Zito MP, Pietro G, Sisti D. Effects of live saxophone music on physiological parameters, pain, mood and itching levels in patients undergoing haemodialysis, J Ren Care. 2014;40(4):249-56.

Butterton M. Music and Meaning: Opening minds in the caring and healing professions. Oxford: Radcliffe Medical Press;2004.

Byers JF, Smyth KA. Effect of a music intervention on noise annoyance, heart rate, and blood pressure in cardiac surgery patients. Am J Crit Care. 1997 May;6(3):183-91.

Cavaco S, Feinstein JS, van Twillert H, Tranel D. Musical memory in a patient with severe antero grade amnesia, J Clin Exp Neuropsychol.2012; 34(10):1089-1100.

Chanda ML, Levitin DJ. The neurochemistry of music, Trends Cogn Sci.2013; 17(4): 179-193.

Charmandari E, Tsigos C, Chrousos G. Endocrinology of the stress response. Annu Rev Physiol.2005; 67:259–284.

Conraads VM, Bosmans JM, Vrints CJ. Chronic heart failure: an example of a systemic chronic inflammatory disease resulting in cachexia. Int J Cardiol.2002; 85(1):33-49.

Conrad C, Niess H, Jauch KW, Bruns CJ, Hartl W, Welker L. Overture for growth hormone: requiem for interleukin-6?. Crit Care Med. 2007;35(12):2709-2713.

Conway CM, Pisoni DB, Kronenberger WG. The importance of sound for cognitive sequencing abilities: the auditory scaffolding hypothesis. Curr Dir Psychol Sci.2009; 18(5):275-279.

da Silva SA, Guida HL, Dos Santos Antonio AM, de Abreu LC, Monteiro CB, Ferreira C, Ribeiro VF, Barnabe V, Silva SB, Fonseca FL, Adami F, Petenusso M, Raimundo RD, Valenti VE. Acute auditory stimulation with different styles of music influences cardiac autonomic regulation in men. Int Cardiovasc Res J.2014; 8(3):105-110.

De Niet G, Tiemens B, Lendemeijer B, Hutschemaekers G. Music-assisted relaxation to improve sleep quality: meta-analysis. J Adv Nurs. 2009 Jul;65(7):1356-64. Epub 2009 Apr 28.

Esch T, Fricchione GL, Stefano GB. The therapeutic use of the relaxation response instress-related diseases, Med Sci Monit.2003; 9(2):RA23-24.

Ferreira LL, Vanderlei LC, Guida HL, de Abreu LC, Garner DM, Vanderlei FM, Ferreira C,Valenti VE. Response of cardiac autonomic modulation after a single exposure to musical auditory stimulation. Noise Health. 2015;17(75):108-115.

Ford JH, Addis DR, Giovanello KS. Differential neural activity during search of specific and general autobiographical memories elicited by music cues. Neuropsychologia.2011; 49:2514–2526.

Gagner-Tjellesen D, Yurkovich EE, Gragert M. Use of music therapy and other ITNIs in acute care, J Psychosoc Nurs Merit Health Serv. 2001; 39(10):26–37.

Garrett D, Peterson DA, Anderson CW, Thaut MH. Comparison of linear, nonlinear, and features election methods for EEG signal classification. IEEE Trans Neural Syst Rehabil Eng.2003; 11:141–144.

Genovesi S, Zaccaria D, Rossi E. Valsecchi MG, Stella A, Stramba Badiale M. Effects of exercise training on heart rate and QT interval in healthy young individuals: are there gender differences? Europace. 2007;9 (1): 55-60.

Hainsworth R. Reflexes from the heart. Physiol Rev.1991; 71(3):617-658.

Harris PR, Stein PK, Fung GL, Drew BJ. Heart rare variability measured early in patients with evolving acute coronary syndrome and I-year outcomes of rehospitalization and mortality. Vasc Health Risk Manag. 2014;10:451-464.

Hedayat M, Mahmoudi MJ, Rose NR, Rezaei N. Proinflammatory cytokines in heart failure: double-edged swords. Heart Fail Rev.2010; 15(6):543-562.

Hirokawa E, Ohira H. The effects of music listening after a stressful task on immune functions, neuroendocrine responses, and emotional states in college students. J Music Ther.2003;40:189–211.

Ho YC, Cheung MC, Chan AS. Music training improves verbal but not visual memory: cross-sectional and longitudinal explorations in children. Neuropsychology. 2003;17:439–450.

Ikonomidis I, Athanassopoulos G, Lekakis J, Venetsanou K, Marinou M, Stamatelopoulos K, Cokkinos DV, Nihoyannopoulos P. Myocardial ischemia inducesinterleukin-6 and tissue factor production in patients with coronary artery disease: a dobutamine stress echocardiography study. Circulation. 2005;112: 3272-3279.

Insel TR. The challenge of translation in social neuroscience: a review of oxytocin, vasopressin, and affiliative behavior. Neuron. 2010;65:768-779.J Intern Med.2006; 259(1):39-47.

J.E. Blalock, Shared ligands and receptors as a molecular mechanism for communication between the immune and neuroendocrine systems. Ann N Y Acad Sci.1994; 741:292-298.

Jakobson LS, Cuddy LL, Kilgour AR. Time tagging: a key to musicians' superior memory. Music Percept.2003; 20:307–313.

Jouven X, Empana JP, Schwartz PJ, Desnos M, Courbon D, Ducimetiere P. Heart-rate profile during exercise as a predictor of sudden death. New Engl J Med.2005;352:1951-1958.

Kandel E, Schwartz J, Siegelbaum S, Jessel M, Hudspeth A. Principle of Neural Science,(5ed.). Columbus: McGraw Hill Companies; 2012.

Kar SK, Ganguly T, Roy SS, Anupam A. Effect of indian classical music (raga therapy) on fentanyl, vecuronium, propofol requirement and cortisol levels in cardiopulmonary bypass. J Anaesth Crit Care Open Access. 2015;2:00047.

Kaye D, Esler M. Sympathetic neuronal regulation of the heart in aging and heart failure. Cardiovasc Res.2005; 66(2):256-264.

Kejr A, Gigante C, Hames V, Krieg C, Mages J, Konig N, Schudmann K, Diel F. Receptive music therapy and salivary histamine secretion. Inflamm Res. 2010;59:217-218.

Kern P, Wolery M, Aldridge D. Use of songs to promote independence in morning greeting routines for young children with autism. J Autism Dev Disord.2007; 37:1264–1271.

Kimata H. Listening to Mozart reduces allergic skin wheal responses and in vitro allergen specific IgE production in atopic dermatitis patients with latex allergy. Behav Med. 2003;29(1):15-19.

Koelsch S, Fuermetz J, Sack U, Bauer K, Hohenadel M, Wiegel M, Kaisers UX, Heinke W. effects of music listening on cortisol levels and propofol consumption during spinal anesthesia. Front Psychol.2011; 2:58.

Kraus N, Chandrasekaran B. Music training for the development of auditory skills. Nat Rev Neurosci. 2010:11(8):599-605.

Lai HL, Li YM, The effect of music on biochemical markers and self perceived stress among first-line nurses: a randomized controlled crossover trial. J Adv Nurs.2011; 67: 2414–2424.

Leardi S, Pietroletti R, Angeloni G, Necozione S, Ranalletta G, Del Gusto B. Randomized clinical trial examining the effect of music therapy in stress response to day surgery. Br J Surg.2007;94(8):943-947.

Lemmer B. Effects of music composed by Mozart and Ligeti on blood pressure and heart rate circadian rhythms in normotensive and hypertensive rats. Chronobiology International.2008; 25(6)

Ludbrook J. Cardiovascular reflexes from cardiac sensory receptors. Aust N Z J Med. 1990; 20(4): 597-606.

Maess B, Koelsch S, Gunter TC, Friederici AD.,Musical syntaxis processed in Broca's area: an MEG study, Nat Neurosci.2001; 4:540–545.

Marié RM, Defer GL. Memory and executive functions in multiple sclerosis: preliminary findings with a cognitive battery. Rev Neurol.2001; 157(4):402-408.

Martelli D, McKinley MJ, McAllen RM. The cholinergic anti-inflammatory pathway: a critical review, Auton Neurosci. 2014;182:65-69.

McDermott J. The evolution of music. Nature. 2008;453:287-288.

McEniery CM, Wallace S, Mackenzie IS, McDonnell B, Yasmin, Newby DE, Cockcroft JR, Wilkinson IB. Endothelial function is associated with pulse pressure, pulse wave velocity, and augmentation index in healthy humans. Hypertension.2006; 48(4):602–608.

Murray DR, Freeman GL. Proinflammatory cytokines: predictors of a failing heart?. Circulation.2003; 107(11):1460-1462.

Niedermeyer E, Lopes da Silva F. Electroencephalography, Basic Principles, Clinical Applications and Related Fields. Baltimore: Williams & Wilkins; 1999.

Nilsson U. Soothing music can increase oxytocin levels during bed rest after open-heart surgery: a randomised control trial. J Clin Nurs. 2009; 18:2153-2161.

Okada K, Kurita A, Takase B, Otsuka T, Kodani E, Kusama Y, Atarashi H, Mizuno K. Effects of music therapy on autonomic nervous system activity, incidence of heart failure events, and plasma cytokine and catecholamine levels in elderly patients with cerebrovascular disease and dementia. Int Heart J.2009; 50(1):95-110.

Peretz I. Brain specialization for music. Neuroscientist.2002; 8(4):372-380.

Perez-Lloret S, Diez J, Domé MN, Delvenne AA, Braidot N, Cardinali DP, Vigo DE. Effects of different "relaxing" music styles on the autonomic nervous system, Noise Health.2014;16(72):279-284.

Peterson DA, Thaut MH. Delay modulates spectral correlates in the human EEG of non verbal auditory working memory. Neurosci Lett. 2002;328(1):17-20.

Peterson DA, Thaut MH. Plasticity of Alpha and Theta synchronization during verbal learning with a musical template. Proc Soc Neurosci.2003; 194:21.

Ricker JH, Hillary FG, DeLuca J. Functionally activated brain imaging (O-15PETandfMRI) in the study of learning and memory after traumatic brain injury. J Head Trauma Rehabil.2001; 16:191–205.

Roque AL, Valenti VE, Guida HL, Campos MF, Knap A, Vanderlei LC, Ferreira LL, Ferreira C, Abreu LC. The effects of auditory stimulation with music on heart rate variability in healthy women. Clinics Sao Paulo.2013; 68(7):960-967.

Schwartz PJ. The congenital long QT syndromes from genotype to phenotype: clinical implications.

Shahin A. Bosnyak DJ, Trainor LJ, Roberts LE. Enhancement of neuroplastic P2 and N1 cauditory evoked potentials in musicians. J Neurosci.2003; 23:5545–5552.

Simmons-Stern NR, Deason RG, Brandler BJ, Frustace BS, O'Connor MK, Ally BA, Budson AE. Music-based memory enhancement in Alzheimer's disease: promise and limitations. Neuropsychologia.2012; 50(14):3295-3303.

Staricoff RL, Duncan JP, Wright M. A Study of the Effects of Visual and Performing Arts in Health Care. Monit.2002; 10:18-27.

Stefano GB, Hartman A, Bilfinger TV, Magazine HI, Liu Y, Casares F, Goligorsky MS. Presence of the mu3 opiate receptor in endothelial cells. Coupling to nitric oxide production and vasodilation. J Biol Chem. 1995;270: 30290–30293.

Stefano GB, Zhu W, Cadet P, Salamon E, Mantione K J. Music alters constitutively expressed opiate and cytokine processes in listeners, Med Sci Monit. 2004;10(6):MS18-27.

Sutoo D, Akiyama K. Music improves dopaminergic neurotransmission: demonstration based on the effect of music on blood pressure regulation. Brain Res. 2004;1016(2):255-62

Suzuki M, Kanamori M, Nagasawa S, Saruhara T. Behavioral, stress and immunological evaluation methods of music therapy in elderly patients with senile dementia. Nihon Ronenlgakkai Zasshi.2005; 42(1):74-82.

Sweet LH, Rao SM, Primeau M, Mayer AR, Cohen RA. Functional magnetic resonance imaging of working memory among MS patients. J Neuroimaging.2004; 14 (2):150–157.

Thaut MH. Rhythm Music and the Brain. London: Routledge; 2005.

Trainor LJ, Schmidt LA. Processing emotions induced by music, in: Peretz I,
Vasan RS, Sullivan LM, Roubenoff R, Dinarello CA, Harris T, Benjamin EJ, Sawyer DB, Levy D, Wilson, R.B. D'Agostino PW. Inflammatory markers and risk of heart failure in elderly subjects without prior myocardial infarction: The Framingham Heart Study. Circulation.2003; 107(11):1486-1491.
Ventura T, Gomes MC, Carreira T. Cortisol and anxiety response to a relaxing intervention on pregnant women awaiting amniocentesis. Psychoneuroendocrinology.2012; 37(1):148-156.
Verwey WB. Concatenating familiar movement sequences: the versatile cognitive processor. Acta Psychol (Amst). 2001;106(1-2):69-95.
Vlachopoulos C, Aggelakas A, Ioakeimidis N, Xaplanteris P, Terentes-Printzios D, Abdelrasoul M, Lazaros G, Tousoulis D. Music decreases aortic stiffness and wave reflections. Atherosclerosis.2015; 240(1): 184-189.
Wachi M, Koyama M, Utsuyama M, Bittman BB, Kitagawa M, Hirokawa K. Recreational music-making modulates natural killer cell activity, cytokines, and mood states in corporate employees. Med Sci Monit.2007; 13(2):CR57-70.
Xu F, Cai R, Xu J, Zhang J, Sun X. Early music exposure modifies GluR2 protein expression in rat auditory cortex and anterior cingulate cortex. Neurosci Lett.2007; 420:179–183.
Yamamoto M, Naga S, Shimizu J. Positive musical effects on two types of negative stressful conditions. Psychol Music.2007; 35:249–275.
Zatorre RJ (Eds.), The Cognitive Neuroscience of Music. Oxford: Oxford University Press: 2008:310-324.

Capitolo 6
Alemrud S., Petersson K., (2003) Music therapy-a complementary treatment for mechanically ventiled intesive care patients. Intensive and Critical Care Nursing 19,21-23.(32)
Bunt L., Music therapy: an art beyond words, Routledge,1999, England.
Byers JF., Smyth KA. Effect of a music intervention on noise

annoyance, heart rate, and blood pressure in cardiac surgery patients. Am J Crit Care. 1997 May;6(3):183-91

Cardozo M. Harmonic sounds: complementary medicine for the critically ill. Br J Nurs. 2004 Dec 9-2005 Jan 12; 13(22):1321-4.

Chlan L., Tracy MF. Music therapy in critical care: indications and guidelines for intervention. Crit Care Nurse. 1999 Jun;19(3):35-41.

Iriarte roteta A. Music therapy effectiveness to decrease anxiety in mechanically ventilated patients. Enferm Intensiva. 2003 Apr-Jun;14(2):43-8

Lee OK, Chung YF, Chan MF, Chan WM. Music and its effect on the physiological responses and anxiety levels of patients receiving mechanical ventilation: a pilot study. J Clin Nurs. 2005 May;14(5):609-20

Lindquist R., Tracy MF., Savik K. Personal use of complementary and alternative therapies by critical care nurses. Crit Care Nurs Clin North Am. 2003 Sep;15(3):393-9

Mccaffrey R., Locsin RC. Music listening as a nursing intervention: a symphony of practice. Holist Nurs Pract. 2002 Apr; 16(3):70-7.

Murrock CJ.,The effects of music on the rate of perceived exertion and general mood among coronary artery bypass graft patients enrolled in cardiac rehabilitation phase II. Rehabilitation Nursing, 2002, 27(2),227-231.

Richards K., Nagel C., Markie M., Elwell J., Barone C. Use of complementary and alternative therapies to promote sleep in critically ill patients. Crit Care Nurs Clin North Am. 2003 Sep;15(3):329-40.

Standley JM. The effect of music and multimodal stimulation on responses of premature infants in neonatal intensive care. Pediatr Nurs. 1998 Nov-Dec;24(6):532-8

Stubbs T. Experiences and perceptions of music therapy in critical illness. Nurs Times. 2005 Nov 8-14;101(45):34-6.

Twiss E., Seaver J., Mccaffrey R. The effect of music listening on older adults undergoing cardiovascular surgery. Nurs Crit Care. 2006 Sep Oct;11(5):224-31.

White JM. Music as intervention: a notable endeavor to improve patient outcomes. Nurs Clin North Am. 2001 Mar;36(1):83-92

White JM. State of the science of music interventions. Critical care and perioperative practice. Crit Care Nurs Clin North Am. 2000 Jun;12(2):219-25.

Capitolo 7
Bagheri-Nesami M, Espahbodi F, Nikkhah A,Shorofi SA,Charati JY. The effects of lavender aromatherapy on pain following needle insertion into a fistula in hemodialysis patients. Complement Ther Clin Pract 2014 ;20(1):1-4.
Bailey LM. The effects of live music versus tape-recorded music on hospitalized cancer patients. Music Therapy 1983; 3(1):17–28.
Barrera ME, Rykov MH, Doyle SL. The effects of interactive music therapy on hospitalized children with cancer: A pilot study. Psycho-Oncology 2002; 11:379–88.
Beck SLC. The therapeutic use of music for cancer-related pain. Oncology Nursing Forum 1991; 18(8):1327–37.
Bennett PN,Parsons T,Ben-Moshe R,Neal M,Weinberg MK,Gilbert K, Ockerby C, Rawson H,Herbu C,Hutchinson AM. Intradialytic Laughter Yoga therapy for haemodialysis patients: a pre-post intervention feasibility study. BMC Complement Altern Med.2015; 9(15):176.
Bennett PN,Parsons T,Ben-Moshe R,Weinberg M,Neal M,Gilbert K,Rawson H.,Ockerby C,Finlay P,Hutchinson A. Laughter and humor therapy in dialysis. Semin Dial 2014;27(5):488-93
Birdee GS,Phillips RS,Brown RS. Use of Complementary and Alternative Medicine among Patients with End-Stage Renal Disease. Evid Based Complement Alternat Med 2013;2013:654109.
Boso M, Politi P, Barale F, Enzo E. Neurophysiology and neurobiology of the musical experience. Functional Neurology 2006; 21: 187–191.
Bradt J, Dileo C, Grocke D, Magill L. Music interventions for improving psychological and physical outcomes in cancer patients. Cochrane Database Syst Rev. 2011 Aug 10;(8): 1-96.
Burns SJI, Harbuz MS, Hucklebrideg F, Bunt L. A pilot study into the therapeutic effects of music therapy at a selfhelp cancer center. Alternative Therapies in Health Medicine 2001; 7(1):48–56.

Burrai F, Micheluzzi, Zito MP, Girdanella P, Sisti D. Effects of live saophone music on physiological parameters, pain mood and itching levels in patients undergoing haemodialysis. J Ren Care 2014;40(4):249-56

Burrowes JD, Van Houten G. Use of alternative medicine by patients with stage 5 chronic kidney disease. Adv Chronic Kidney Dis 2005;12(3):312-25.

Caminha LB, da Silva MJ, Leao ER. The influence of musical rhythms on the perception on subjective states of adult patients on dialysis. Rev Esc Enferm USP 2009;43(4):923-9

Cassileth BR, Vickers AJ, Magill LA. Music therapy for mood disturbance during hospitalization for autologous stem cell transplantation: a randomized controlled trial. Cancer 2003; 98(12):2723–9.

Chang MY, Wang SY, Chen CH. Effects of massage on pain and anxiety during labour: a randomized controlled trial in Taiwan. Journal of Advanced Nursing 2022; 38: 68–73.

Che-Yi C, Wen CY, Min-Tsung K, Chiu-Ching H. Acupuncture in haemodialysis patients at the Quchi (LI11) acupoint for refractory uraemic pruritus. Nephrol Dial Transplant 2005;20(9):1912-5.

Choi SM. Acupuncture for symptom management in hemodialysis patients: a prospective, observational pilot study J Altern Complement Med 2011;17(8):741-8.

Choi, J. Effect of music therapy on anxiety and depression for hemodialysis patients. Master's thesis, Korea University, Seoul, Korea, 1996.

Chung, Y. The effects of music therapy on stress, anxiety, depression, and immune function in the hemodialysis patients. Doctor's thesis, Catholic University, Seoul, Korea, 2004.

Cignacco E, Hamers JP, Stoffel L, van Lingen RA, Gessler P, McDougall J, Nelle M. The efficacy of non-pharmacological interventions in the management of procedural pain in preterm and term neonates. A systematic literature review. Eur J Pain. 2007; 11(2):139-52.

Crowe BJ. Music and soulmaking: toward a new theory of music therapy. Lanham, MD Scarecrow Press, 2004.

Cruz JP ,Colet PC ,Qubeilat H,Al-Otaibi J,Coronel El,Suminta RC. Religiosity and Health-Related Quality of Life: A Cross-Sectional Study on Filipino Christian Hemodialysis Patients. J Relig Health. 2015; 20

Cürcani M, Tan M. The effect of aromatherapy on haemodialysis patients' pruritus. J Clin Nurs 2014;23(23-24):3356-65.

DeOreo PB. Hemodialysis patient-assessed functional health status predicts continued survival, hospitalization, and dialysis-attendance compliance. American Journal of Kidney 1997; 30 (2): 204–212.

Eğlence R, Karataş N, Taşci S. The effect of acupressure on the level of fatigue in hemodialysis patients.Altern Ther Health Med 2013;19(6):23-31.

Evans RW, Manninen DJ, L. P. Garrison Jr., et al. The quality of life of patients with end-stage renal disease.New England Journal of Medicine 1985; 312, (9): 553–559.

Ferraresi M, Clari R, Moro I, Banino E,Boero E, Crosio A, Dayne R, Rosset L,Scarpa A,Serra E, Surace A,Testore A, Colombi N, Piccoli BG.Reiki and related therapies in the dialysis ward: an evidence-based and ethical discussion to debate if these complementary and alternative medicines are welcomed or banned. BMC Nephrol. 2013; 21(14):129

Foley RN, Parfrey PS, Sarnak MJ. Clinical epidemiology of cardiovascular disease in chronic renal disease. American Journal of Kidney Diseases 1998; 32 (5): S112–S119.

Good M, Chin CC. The effects of Western music on postoperative pain in Taiwan. The Kaohsiung journal of medical sciences 1998; 14: 94–103.

Harper El. Reducing treatment-related anxiety in cancer patients: Comparison of psychological interventions [PhD thesis]. Texas; Southern Methodist University, 2001.

Hartling L, Shaik MS, Tjosvold L, Leicht R, Liang Y, Kumar M. Music for medical indications in the neonatal period: a systematic review of randomised controlled trials. Arch Dis Child Fetal Neonatal Ed. 2009;94:349-54.

Hilliard RE. The effects of music therapy on the quality and length of life of people diagnosed with terminal cancer. Journal of Music Therapy 2003; 40(2):113–37.

Himmelfarb J,Ikizler AT. Medical progress: hemodialysis," New England Journal of Medicine 2010; 363, (19): 1833–1845.

Hmwe N.,Subramanian P, Tan LP, Chong WK.The effects of acupressure on depression, anxiety and stress in patients with hemodialysis: a randomized controlled trial. Int J Nurs Stud 2015;52(2):509-18.

Igawa-Silva W, Wu S, Harrigan R. Music and cancer pain management. Hawaii Med J. 2007; 66(11):292-5

J. M. Dochterman, G. M. Bulechek .Nursing Interventions Classification (NIC), 4e. New York: Mosby, 2004.

Joanna Briggs Institute. The Joanna Briggs Institute Best Practice Information Sheet: music as an intervention in hospitals. Nurs Health Sci. 2011;13(1):99-102.

Johansen KL, Chertow GM, Ng AV. et al. Physical activity levels in patients on hemodialysis and healthy sedentary controls. Kidney International 2000; 57 (6): 2564–2570.

Kemper KJ, Danhauer SC. Music as therapy. South Med J 2005; 98:282–288.

Kiliç Akça N,Taşçi S,Karataş N.Effect of acupressure on patients in Turkey receiving hemodialysis treatment for uremic pruritus.Altern Ther Health Med. 2013 ;19(5):12-8.

Kim KB, Lee MH, Sok SR.The effect of music therapy on anxiety and depression in patients undergoing hemodialysis. Taehan Kanho Chi 2006 ;36 (2):321-9

Kim KH, Lee M, Choi SM.Acupuncture for treating uremic pruritus in patients with end-stage renal disease: a systematic review.J Pain Symptom Manage 2010;40(1):117-25.

Koca Kutlu ., Eren AG.Effects of music on complications during hemodialysis for chronic renal failure patients.Hemodial Int 2014;18(4):777-84

Krespi MR, Oakley D, Bone M, Ahmad R, Salmon P. The effects of visual imagery on adjustment and quality in life of hemodialysis patients. Turk Psikiyatri Derg.2009;20(3):255-68.

Lai HL, Chen CJ, Peng TC, Chang FM, Hsieh ML, Huang HY, Chang SC . Randomized controlled trial of music during kangaroo care on maternal state anxiety and preterm infants' responses. International Journal of Nursing Studies 2006; 43: 139–146.

Li XM, Yan H, Zhou KN, Dang SN, Wang DL, Zhang YP. Effects of music therapy on pain among female breast cancer patients after radical mastectomy: results from a randomized controlled trial. Breast Cancer Res Treat. 2011;128(2):411-9.

Lin MF, Hsieh YJ, Hsu YY, Fetzer S, Hsu MC. A randomised controlled trial of the effect of music therapy and verbal relaxation on chemotherapy-induced anxiety. J Clin Nurs. 2011; 20(7-8):988-99.

Lin YJ,Lu K, Chen CM, Chang CC.The effects of music as therapy on the overall well-being of elderly patients on maintenance hemodialysis.Biol Res Nurs 2012;14(3):277-85

Mahon EM, Mahon SM. Music therapy: a valuable adjunct in the oncology setting. Clin J Oncol Nurs. 2011 Aug;15(4):353-6.

Mapes DL, Lopes AA, Satayathum S, et al.Health-related quality of life as a predictor of mortality and hospitalization: the dialysis outcomes and practice patterns study (DOPPS). Kidney International 2003; 64 (1):339–349.

Melzak R, Katz J.The gate control theory: reaching for the brain. In: Hadjistavropoulos T, Craig KD (eds) Pain: psychological perspectives. Mahwah, NJ: Lawrence Erlbaum Associates, 2004

Mok E, Wong KY. Effects of music on patient anxiety. Association of Operating Room Nurses Journal 2003; 77: 396–410.

Murtagh FEM,J. Addington-Hall J,Higginson IJ. The prevalence of symptoms in end-stage renal disease: a systematic review. Advances in Chronic Kidney Diseases 2007;14 (1): 82–99.

Nowack R, Ballé C, Birnkammer F, Koch W, Sessler R, Birck R.Complementary and alternative medications consumed by renal patients in southern Germany. J Ren Nutr 2009;19(3):211-9.

Osman NA, Hassanein SM, Leil MM, NasrAllah MM. Complementary and Alternative Medicine Use Among Patients With Chronic Kidney Disease and Kidney Transplant Recipients. J Ren Nutr 2015 ;25(6):466-71.

Ozdemir G,Ovayolu N, Ovayolu O.The effect of reflexology applied on haemodialysis patients with fatigue, pain and cramps. Int J Nurs Pract 2013;19(3):265

Pasyar N, Rambod , Sharif F, Rafii F, Pourali-Mohammadi N. Improving adherence and biomedical markers in hemodialysis patients: the effects of relaxation therapy. Complement Ther Med 2015;23(1):38-45.

Patel M., Gupta S., Patel NG.Effects of Ayurvedic treatment on 100 patients of chronic renal failure (other than diabetic nephropathy) Ayu 2011 ;32(4):483-6.patients. Kidney Blood Press Res 2010;33(4):260-5.

Price DD, Bush FM, Long S & Harkins SW. A comparison of pain measurement characteristics of mechanical visual analogue and simple numerical rating scales. Pain 1994; 56: 217–226.

Rambod M, Pourali-Mohammadi N, Pasyar N, Rafii F., Sharif F.The effect of Benson's relaxation technique on the quality of sleep of Iranian hemodialysis patients: a randomized trial. Complement Ther Med 2013 ;21(6):577-84.

Rambod M, Sharif F, Pourali-Mohammadi N, Pasyar N,Rafii F. Evaluation of the effect of Benson's relaxation technique on pain and quality of life of haemodialysis patients: a randomized controlled trial. Int J Nurs Stud 2014;51(7):964-73.

Richards T, Johnson J, Sparks A, Emerson H. The effect of music therapy on patients' perception and manifestation of pain, anxiety and patient satisfaction. Medsurg Nursing: Official Journal of the Academy of Medical-Surgical Nurses 2007; 16: 7–14.

Robb SL, Clair AA, Watanabe M, Monahan PO, Azzous F, Stouffer JW. A non-randomized controlled trial of the active music engagement (AME) intervention on children with cancer. Psycho-Oncology 2008; 17(7):699–708.

Roozbeh J, Hashempur MH, Heydari M. Use of herbal remedies among patients Shariati A, Jahani S, Hooshmand M, Khalili N.The effect of acupressure on sleep quality in hemodialysis patients.Complement Ther Med 2012 ;20(6):417

Standley JM, Gregory D, Whipple J, Walworth D, Nguyen J, Jarred J. Medical music therapy: a model program for clinical practice, education, training, and research. American Music Therapy Association. Silver Spring, MD: AMTA, 2005.

Stanley R, Leither TW, Sindelir C.Benefits of a holistic breathing technique in patients on hemodialysis. Nephrol Nurs J 2011;38(2):149-52;

Stefano GB, Zhu W, Cadet P. Music alters constitutively expressed opiate and cytokine processes in listeners. Med Sci Monit 2004; 10:18–27.

T Ostermann, C Boyde,U Linden. Music therapy in the treatment of cancer patients: a systematic review BMC Complement Altern Med. 212; 12(1): 327.

Tanyi RA, Werner JS. Women's experience of spirituality within end-stage renal disease and hemodialysis.Clin Nurs Res 2008 ;17(1):32-49.

Taskapan H,Ates F,Kaya B, et al.Psychiatric disorders and large interdialytic weight gain in patients on chronic haemodialysis.Nephrology 2005; 10 (1):15–20.

Tsai SH, Wang M., Miao NF, Chian PC, Chen TH, Tsai PS.CE: original research: The efficacy of a nurse-led breathing training program in reducing depressive symptoms in patients on hemodialysis: a randomized controlled trial. Am J Nurs 2015;115(4):24-32 undergoing hemodialysis. Iran J Kidney Dis 2013;7(6):492-5.

Untas A,Chauveau P, Dupré-Goudable C, Kolko A, Lakdja ., Cazenave N.The effects of hypnosis on anxiety, depression, fatigue, and sleepiness in people undergoing hemodialysis: a clinical report. Int J Clin Exp Hypn 2013;61(4):475-83.

Willis WD. The pain system. Vasel: Karger, 1995.

Wu Y, Zou C, Liu X, Wu X, Lin Q.Auricular acupressure helps improve sleep quality for severe insomnia in maintenance hemodialysis patients: a pilot study. J Altern Complement Med. 2014 ;20(5):356-63.

Yang LY, Yates P, Chin CC, Kao TK. Effect of acupressure on thirst in hemodialysis

Yeh SC, Yeh HF. Using complementary therapy with a hemodialysis patient with colon cancer and a sense of hopelessness.Hu Li Za Zhi 2007;54(5):93-8.
Yurtkuran M, Alp A, Yurtkuran M, Dilek K. A modified yoga-based exercise program in hemodialysis patients: a randomized controlled study. Complement
Ther Med. 2007;15(3):164-71. Epub 2006 Aug 22.
Zhang HW, Lin ZX, Tung YS, Kwan TH, Mok CK, Leung C, Chan LS. Cordyceps sinensis (a traditional Chinese medicine) for treating chronic kidney disease.Cochrane Database Syst Rev. 2014 Dec 18.

Capitolo 8
Aristotele. Metafisica. Bompiani, Milano, 2000.
Baumgarten Alexander Gottlieb. Meditationes Philosophicae De Nunullis Ad Poema Pertinentibus. Ulan Press, 2012
Kant Immanuel.Critica del Giudizio.Laterza, Bari, 200
Platone. Fedro. Mondadori, Milano, 2006.
Platone. La Repubblica. BUR Biblioteca Univ. Rizzoli, Milano, 2007
Platone. Politico. Adelphi, Milano, 2007
Platone. Protagora. Laterza, Bari, 1996
Varrone. Opere. UTET, Torino, 2013

Autori

Dr.ssa Valentina Micheluzzi

Laurea in Alta Formazione Artistica e Musicale. Musicista. Sperimentatrice di interventi di music medicine in campo oncologico e nefrodialitico. Autore di diversi articoli sulla music medicine pubblicati su riviste scientifiche nazionali e internazionali. Due primi premi come miglior ricerca in music medicine. Professore a contratto di Propedeutica alla Music Medicine.

Dr.Francesco Burrai, PhD

Professore a contratto di Umanizzazione delle Cure. Responsabile Scientifico Master in Holistic Care. Musicista. Autore di numerosi articoli sulla music medicine pubblicati su riviste scientifiche nazionali e internazionali. Autore di protocolli sperimentali RCT e Cross-Over sull'applicazioni di music medicine. Quattro primi premi come miglior ricerca in music medicine.

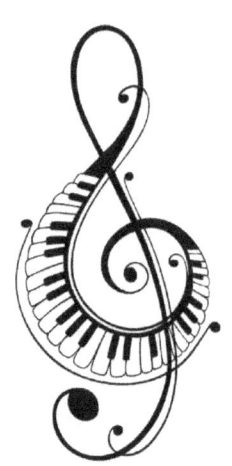